致力于中国人的教育改革与文化重建

图书在版编目（CIP）数据

爱是健康 / 熊鹰等著 . 一北京：九州出版社，2018.12

ISBN 978-7-5108-7783-4

Ⅰ. ①爱… Ⅱ. ①熊… Ⅲ. ①青春期一性教育一通俗读物
Ⅳ. ①G479-49

中国版本图书馆 CIP 数据核字（2019）第 003749 号

爱是健康

作　者	熊鹰等 著
出版发行	九州出版社
地　址	北京市西城区阜外大街甲 35 号（100037）
发行电话	（010）68992190/3/5/6
网　址	www.jiuzhoupress.com
电子信箱	jiuzhou@jiuzhoupress.com
印　刷	北京华创印务有限公司
开　本	787 毫米 ×1092 毫米　1/16
印　张	12.75
字　数	103 千字
版　次	2019 年 1 月第 1 版
印　次	2019 年 1 月第 1 次印刷
书　号	ISBN 978-7-5108-7783-4
定　价	58.00 元

爱是健康

LOVE

熊鹰 / 陈艳 / 何达 / 王志为 著

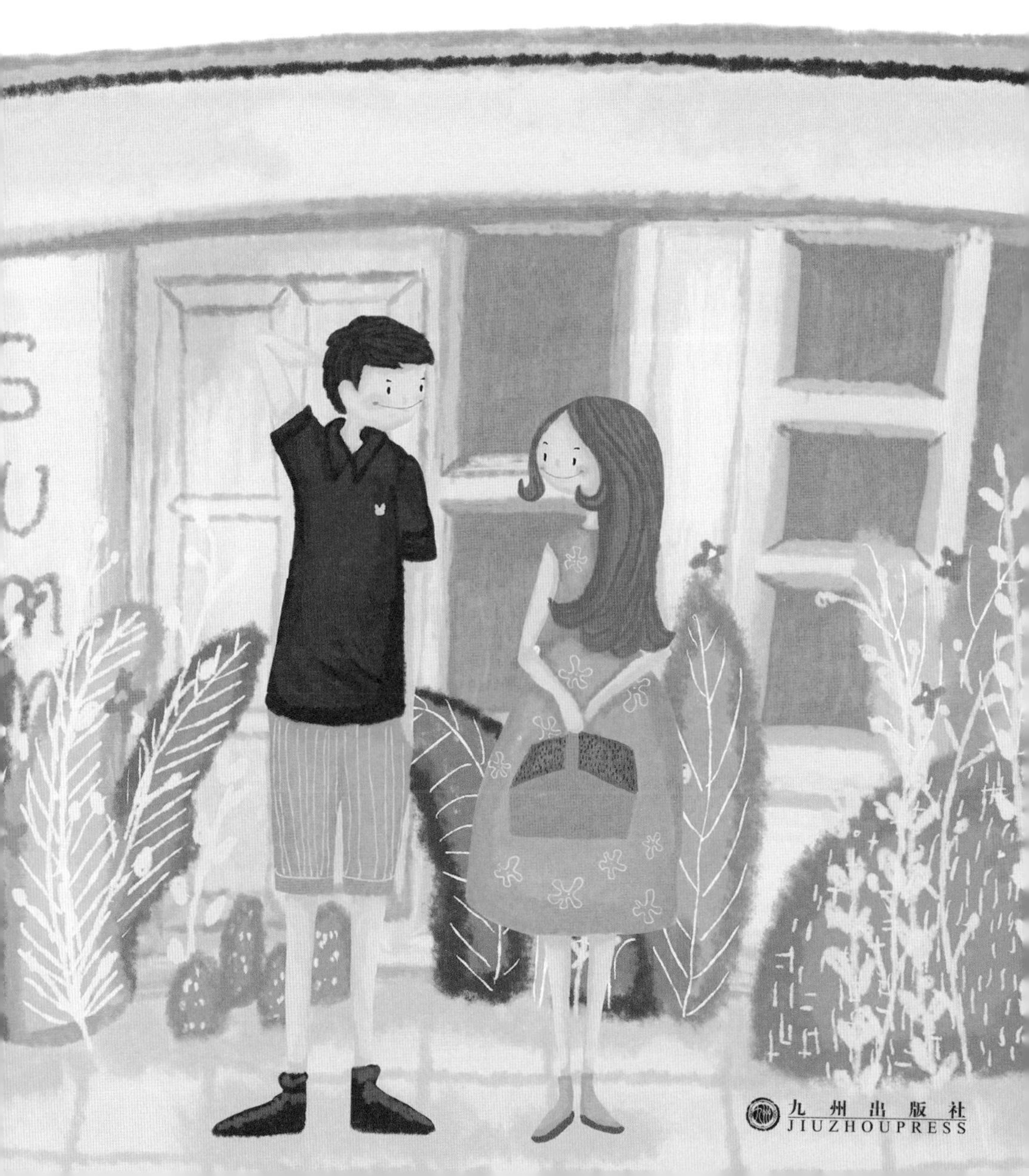

九州出版社
JIUZHOUPRESS

感恩并致敬，

所有在爱的路上，

无私奉献的志愿者们！

用最大的真诚走下去，

我们终会在给其他生命的温暖中，

发现自己生命的光。

CONTENTS
目 录

CONTENTS
目 录

CONTENTS
目 录

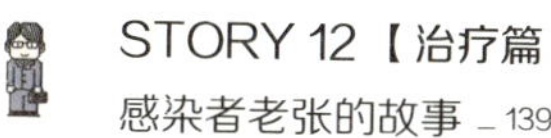

前言

什么是健康？又或，健康的意义是什么？

一个地区、一个民族、一个国家拥有健康才会发展得越来越好，反之，不健康的人越多，吸毒的人越多，艾滋病感染率越高，这个民族和国家就越来越没有希望，也不太受其他国家的欢迎。而一个国家能像我们希望的那样，零艾滋、零毒品、零堕胎……人民身心健康，这个国家自然就会好起来，自然会成为全世界羡慕的国家，自然会带来和谐发展，自然会带来和平。这是我们每个人爱国的体现，更是一个国家真正的成功和光荣。

怎么样才能健康呢？

预防艾滋病、堕胎、毒品等危害，包括其他疾病的健康管理，不需要投入太多金钱，只需要增强安全意识、提升科学素养、加强科学技能教育。通过宣教和改变危险或不良行为，让老百姓的认知升级，加强自我健康保护，从而有能力维护自己的健康。

拿艾滋病（AIDS）这个已经威胁人类健康和生存的严重公共卫生和社会问题为例，一旦介入传染源，又不注意安全，没有科教的干预，那么传播途径一通畅，蔓延就会很快。所以，这不是单一的病毒的问题，而是与之相关的对性的正确认知、性侵害与防护、人工流产的危害、男男性行为等一系列问题。这些也开始引起全社会的重点关注，逐渐成为热点问题。

因此每一个人都需要学习健康知识。不要一味追求物质，在物质与健康中二选一，我们应该首选健康。物质会带来更多的欲望，同时也带来痛苦，追求物质的时候可能健康就没有了，比如不当性生活带来的毒品、艾滋病、性病、堕胎……其实最终受伤的是我们自己。

除了学习知识之外，我们要知道一个人精神里没有爱，也会导致心理乃至身体的不健康。

《黄帝内经》里有五脏与五志之说，每种脏器代表一种能量，代表一种情绪。古人云：喜伤心，悲伤肝，思伤脾，忧伤肺，恐伤肾。也就是说，喜、怒、哀、乐、思、忧、恐是人类最基本的情绪情感体验，但如果太过于强烈，都会伤及身体。

而在著名心理学家大卫·霍金斯（David R.Hawkins）的研究中，爱的能量，能让人达到一个真正幸福的量级，总是能聚焦在生活美好的那一面上，并且增大积极的经验。

爱可以带来健康。

有爱的人，首先会爱自己，生活作息规律、健康饮食、节制欲望、远离毒品和诱惑，自然身心健康；

有爱的人，会关心爱护家人，为了家人也会更珍惜自己的健康。家庭是社会的细胞，这是最小单位的“爱的共享”和“健康共享”；

有爱的人，会传递爱，小到家庭、大到集体和社会，让身边的每个人感受到爱的涟漪。爱，是内心源动力，让我们主动去选择健康的生活方式，去监督维护健康的生活环境，才能更好实现健康中国。

这就是爱与健康的关系。

如果我们的身体生病了，那很有可能，是我们内心缺少爱，我们的世界缺少爱的教育。

如果青少年缺失父爱母爱，在他们尚未成熟的支撑体系里面，缺少了最天然圆满的力量，抑郁、自卑、躁狂、暴力等精神问题就会趁虚而入。

人与人之间缺乏信任感，然后丧失安全感，需要通过刺激的生活方式来满足自我。刺激的生活方式建立起来的朋辈文化，会加速脱轨的速度，就这样恶性循环，过度消耗身体，或者进行更加危险的边缘化行为，比如纵欲、吸毒、危险交友、恶意传播等等，直接带来毁灭性的伤害。

物质生活的极大丰富，让更多的青少年不懂得幸福生活的来之不易，不懂得少欲知足的珍贵。“空心病”成为很多年轻人的精神问题，他们希望填满这颗心，却找错了方向……堕胎低龄化、艾滋病在青少年群体的传播、妇科肿瘤年轻化趋势、吸毒的低龄化……无一不在扎我们每个人的心上。这里面，有很多都跟生活方式是否健康、性道德是否在线、社会氛围好不好有关。

心不健康，身体自然就不健康了。而要填满这颗心的，只有爱。

这一本书，不仅仅是告诉人们——安全套的重要性（除了防止非意愿妊娠带来的人流危害，还能预防性传播疾病包括艾滋病），更想要表达出来的是：只有爱，是解决问题的终极答案。爱自己，学会保护自己；爱他人，不会伤害其他生命；爱国家，才会主动传递健康理念。

爱是共享；爱是健康。

我们从 2015 年始，在全国范围开展有关爱、性、艾滋病防控的健康宣讲活动，截至目前，已经举办了逾 300 场宣讲活动，现场听课青年学生超过 15 万人，通过网络听课人数逾百万人。同时，为了掌握真实现状，我们与清华大学公共健康研究中心合作，于 2017 年在全国范围开展了《中国高中、大学生性健康情况调查》，涉及 9 个省市自治区，完成调查问卷 1840 份，掌握了较为详尽的一手资料。

本书基于上述宣教活动和问卷调查中搜集的青年学

生存在的核心问题及感兴趣的话题，精心汇编了 20 个与“爱、性、健康”有关的故事。所有素材均来源于真实案例，并在其中加入了大量的专业健康知识。所涉及的疾病防控知识经过中国疾控中心流行病学首席专家吴尊友教授、四川大学华西医院公共卫生学院教授、四川大学艾滋病研究中心执行主任张建新教授、北医三院妇产科王威教授、四川大学华西医院冯莉教授、联合国艾滋病规划署亲善大使邵佳一等多位专家的权威指导。

因此，本书兼具可读性、科学性和实用性，能够帮助和指导青年学生正确对待爱与性的问题，有效预防以艾滋病为代表的性传播疾病。

序

暗潮汹涌
——我们的性现状

性与我们人生其他重要面向有强关联，性影响着我们的身体健康、心理健康、恋爱、学业、家庭。性教育并非只是人类性行为的操作指南，还包括如何保护自己、如何寻找自我价值、如何与他人相处……

若是缺乏对性的正确认识，我们将会毁掉自己的人生。只有对性有了正确的认识，我们的人生才有幸福的可能。

21 世纪的性教育，正面临着严峻的挑战。

2015 年，中国疾控中心性病艾滋病防治中心发布相关数据，近 5 年来，15 ～ 24 岁的青少年 HIV 感染者的年增长率达到 35%，艾滋病在学生群体中的增长速度已经超过成人世界。当前艾滋病最主要的传播途径，便是性传播。同样值得注意的是，老年群体的艾滋病感染率也呈现快速增长趋势。除了学生群体与老年群体，社会青年则是感染基数最大的人群。

2016 年 8 月 31 日，世界卫生组织（WHO）发布了一份有关淋病治疗的新指导方针，数据显示很多种目前正在使用的抗生素都在失去活力，意味着淋病面临无药可治的局面，这反映了这种性传播疾病正在变得越来越难以治愈的发人深省的现状。

一切现状的原因是什么？如何解决这些问题？作为普通人我们又该如何保护自己？

原因 1：延长的性等待期

2017 年《中国儿童青少年健康状况白皮书》发布显示，中国 4.5 亿儿童青少年，累计超过 20% 存在性早熟等情况。我国青少年平均发育年龄，女孩提早到 9 ~ 10 岁，男孩提早到 12 岁之前。发育提前，意味着性等待期变长。在古代，十几岁发育，十七八岁就结婚，性等待期相与目前比非常短暂，因此婚姻与性生活相对合法、固定。但如今，性等待期延长到了十年之久，这是一大考验。若不进行性教育，将会出现各种不合时宜的状况。

原因 2：越掩盖，越伤害

由于传统观念保守、教育偏重于应试学科等诸多原因，青少年群体长期得不到应有的性教育和性指导，大家都不说，性就成了一股暗流。有那么多人在性这个问题上吃了大苦头、栽了大跟头，却因为少有人愿意启齿，暗流依然在汹涌地席卷着更多青少年。调查数据显示，我国 90% 的青少年对性有错误认知。

原因 3：互联网时代的错误教育

移动互联网时代，人人都能从手机上获得各种信息。作为互联网原住民的 95 后、00 后一代，更是从小就能接触互联网。但网络上的信息良莠不齐，各种不适合青少年观看的色情信息夹杂其间，再加上社交软件的流行，很多家长根本不知道自己的孩子都在网上看了些什么，也不知道孩子在网上认识了些什么人，更不知道这些人会对自己的孩子做出什么伤害，往往是伤害已经发生了才知道。

解决这些问题，首先要从教育做起。家长和老师要开展性教育，树立正确观念，摒弃错误观念，帮助孩子培养健康的生活习惯，再结合孩子自身的情况，帮助他们树立正确的性观念，培养健康的生活习惯，这样青少年才有可能不在性问题上栽跟头，才能在成长的十字路口做出正确选择。

SEX
HEALTH
HANDBOOK

CHAPTER

1

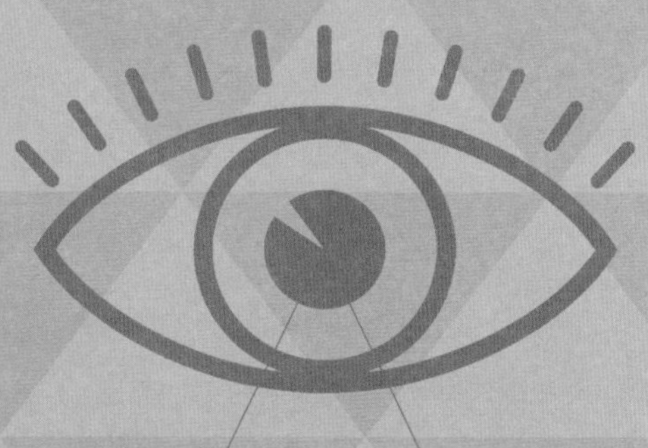

性无知的四大危害

1. 初识艾滋病

AIDS

当前全球青少年第二大死因

对于无法治愈的疾病、主要因性传播的疾病、可以预防的疾病，目前已知最有效的预防方式是使用安全套。

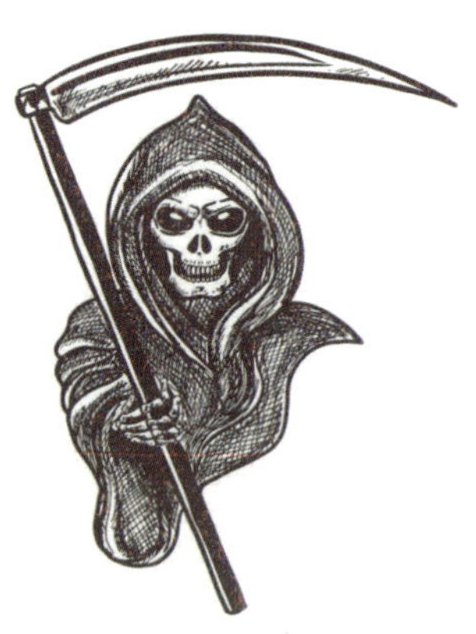

2. 初识人工流产

ARTIFICIAL
ABORTION

堕胎带来的噩梦

大出血、不孕、习惯性流产、抑郁症……

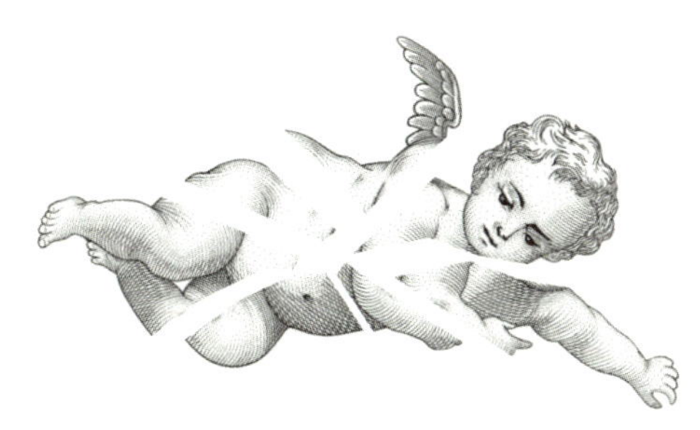

3. 初识性病

STD

有的性病安全套也无法预防

轻则影响生活、重则危及生命，对下一代的危害明确且巨大。

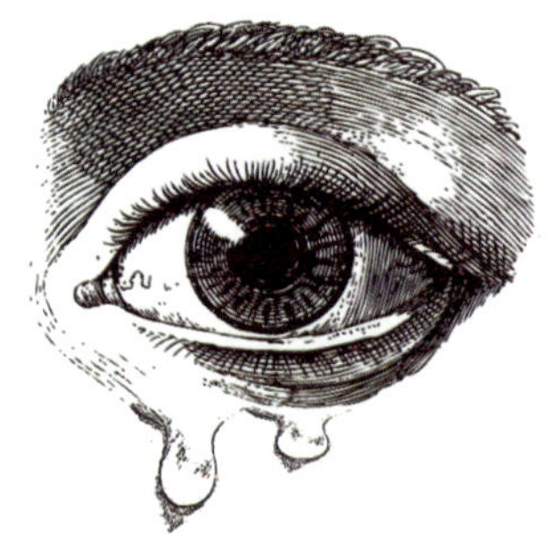

4. 对心理与人生的影响

IMPORTANT
IMPACT

正确的性观念非常重要

即使没有遭遇以上三种情况，一个性无知的人，在人生中也是障碍重重。

对青少年与儿童来说，如果获得正确的性教育，就能学会保护自己，避免身心受到伤害。

对成年人来说，正确的性观念也非常重要。性与我们的身心健康、恋爱、学业、家庭等诸多方面都有强关联，诸如在寻找自己的价值、处理亲密关系等问题上，必须树立正确的性观念。

SEX
HEALTH
HANDBOOK

CHAPTER 2

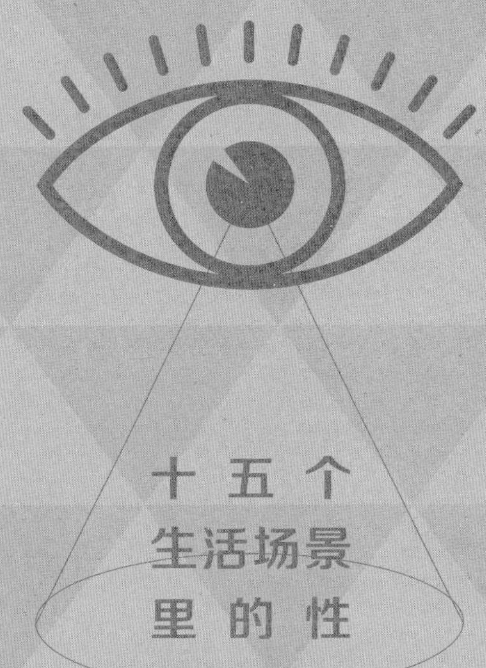

十五个生活场景里的性

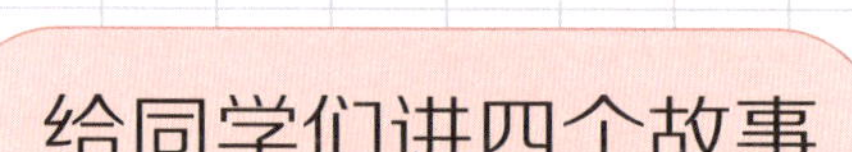

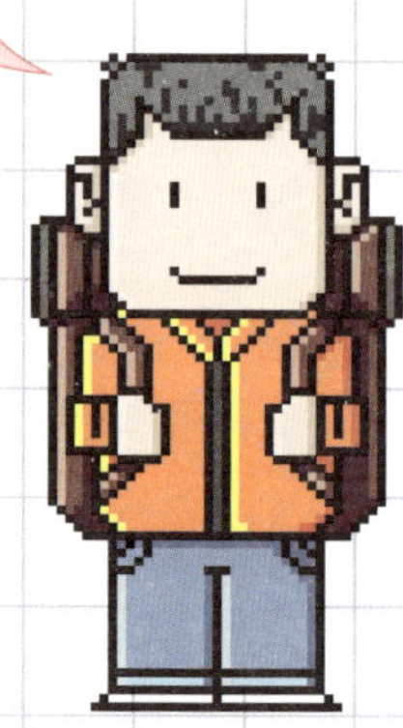

背包族

高校学生会主席

STORY

1

【准备篇】

场景再现

第一次性行为
你会做什么准备？

关键不是谁来准备套，而是你有没有做好心理准备应对各种情况。比如你们孤男寡女共处一室，忍不住忘我亲热，临到关头、剑拔弩张的时候，他脱了裤子想进去，你突然发现他没戴安全套，这时你会怎么做？

人生最重要的第一次 · 竟然 95% 的人都搞错了

大学生小初和男友交往快半年了，这天是情人节，男友约她晚上看电影。中午一回宿舍，小初就在镜子前试裙子，还让舍友豆豆帮她挑选。

豆豆："今晚不回来了？"

小初甜蜜地说："不知道呢，嘻嘻！"

看着小初开心的样子，豆豆脑补了今晚可能会发生的事，回想起半年前自己参加过的一堂性教育培训课……

课堂上，培训老师给大家做测试，模拟每个人第一次性行为时将会遇到的场景。

老师向大家提问："如果今晚你将和恋人发生性行为，你会做什么准备？"

有同学说："选酒店。"

有女生说："洗澡。"

另一位男生补充："要给女生送玫瑰花……"

老师说："看来都想给对方留下好印象，大家的回答都没问题，但是，大家都漏掉了最重要的环节——安全套。"

发生性行为不戴安全套，意味着什么？

老师展示了一组现状：

国家卫健委于 2018 年 11 月 23 日召开例行新闻发布会，介绍（中新网北京 2018 年 11 月 23 日报道）目前我国艾滋病仍然以性传播为主要传播途径，2017 年报告感染者中异性传播为 69.6%，男性同性传播为 25.5%；（中青在线 2018 年 11 月 25 日报道）"有过性经历的学生安全套使用率还不到 40%……而且近两年，每年还有 3000 多例的学生感染，2017 年有 3077 例学生感染。"使用安全套是已知最有效的保护措施，成功率也超过 90%。换句话说，但凡有插入性行为，就要戴安全套，不管你插哪儿，都得戴套。不戴安全套，意味着你正在做一个危害自己和他人生命的行为。

安全套还有个名字叫做避孕套，除了各种性病、艾滋病，它还能避免另一个大问题：非意愿妊娠（计划外

数据来源：央视新闻频道《新闻 1+1》2015 年 1 月 26 日播出节目《人工流产低龄化：谁的痛？》

怀孕）。

调查数据显示：我国每年人工流产人数居世界第一位（这还不包括非正规医疗机构的流产数据）。流产人群里，25 岁以下青少年占比近 47.5%，大学生已经成为人工流产的主力军。

一次不戴套 · 是一生中噩梦的开始

老师接着说："一些年轻人认为 —— 不想要孩子可以做人流。他们根本不知道，选择做人流的那一瞬间，就是他们人生噩梦的开始……"

堕胎后，有的女孩子宫穿孔，大出血；有的患上抑郁症，很多年都无法走出阴影；有的女孩子宫内膜受损，造成习惯性流产，永远失去当妈妈的权利；有的女孩从此以后害怕性生活，最后一生感情坎坷……这些伤害，对每个人都是难以承受的代价。

知道这些，同学们还会忽视安全套吗？

现场逾千名师生，很多人都是第一次知道这些真相，没有人发现，豆豆垂着头偷偷掉眼泪，她想起自己的母亲。

母亲年轻时曾经做过人流，那时候的年轻人普遍缺乏性教育，一旦意外怀孕就会去堕胎。但第一次堕胎后，豆豆母亲就开始郁郁寡欢。那时都不知道是抑郁症，只知道母亲经常哭，有时连睡觉都会从梦中哭醒，亲历过失去孩子的过程，那样的痛苦很难治愈。

第一次堕胎后，母亲就不愿再和豆豆父亲在同一张床睡觉了，用母亲的话说“打胎打怕了”，这种心理阴影也加速了父母关系的破裂。初中的时候，豆豆父亲就出轨了，他离开家，留下她和母亲相依为命。

多年后豆豆才知道，离开家后父亲过得也不好，或许，不懂珍惜身边的人，也是没有能力幸福的，终将把自己的人生也搞砸。

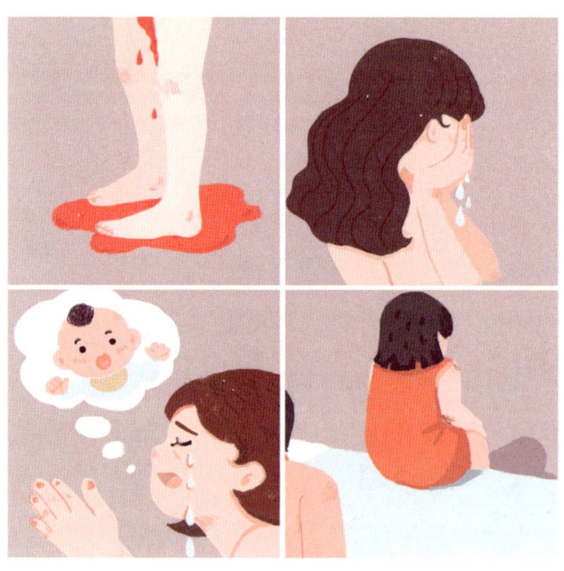

不要等裤子都脱了·才想起安全套

亲眼目睹身边人因为堕胎遭受的痛苦，豆豆觉得应该把这些告诉小初，她想起课堂上老师提的问题。

豆豆："你有没有想过，如果今晚你们会发生性关系，你该做什么准备？"

小初羞涩地说："我今天洗了澡，还喷了香水。"

豆豆："除了这个呢？有没有想过，要戴安全套。"

小初："知道啊，但是这个，应该是男方准备吧，总不能女孩掏出安全套，对方不会觉得你是老司机？"

豆豆："关键不是由谁来准备套，而是你有没有做好心理准备应对各种情况。我们来情景模拟哈。你们孤男寡女共处一室，忍不住忘我亲热，临到关头、剑拔弩张的时候，他脱了裤子想进去，你突然发现他没戴安全套，这时你会怎么做？"

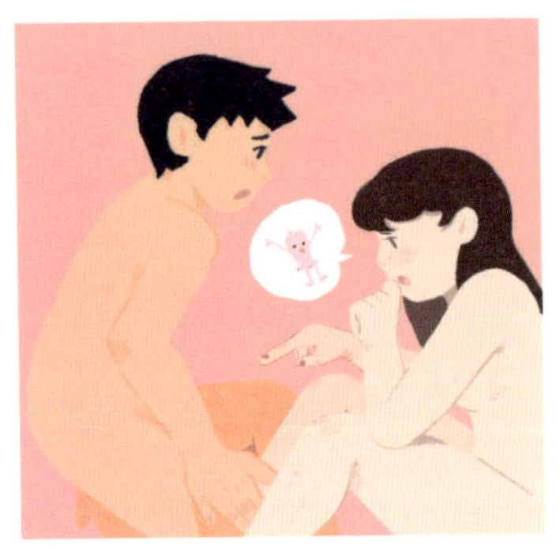

小初愣了："这个……我还真没想过。"

豆豆："关键就在这里！如果你对这个问题毫无心理准备，到了那个关头，你也很难做出正确选择。想想看，正在激情的当口，你说让他马上下楼买套，他可怜巴巴地对你说：'宝宝，我已经忍不了啦，我就进去一下，不会动的，好吗？真的好难受啊。'"

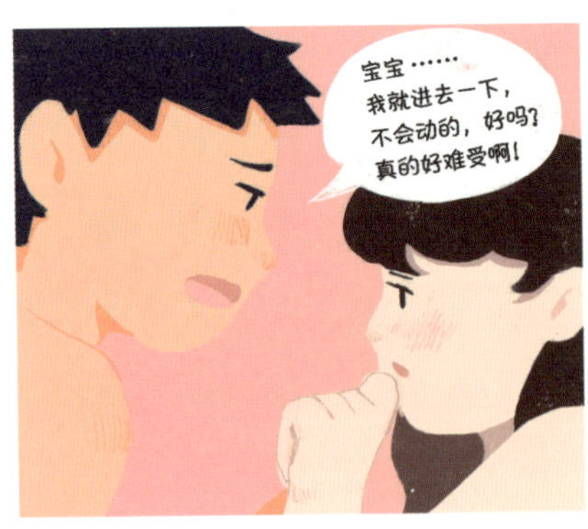

这时候你会怎么做？你早已经被甜言蜜语冲昏了头脑，这时候他说什么你都会听，让你干什么你都会答应吧。

小初若有所思地点点头。

豆豆接着说：“人在激情时候是很难把控自己的，他说进去不会动，就真的不会动？退一万步，就算他真的不会动，要知道，男性器官在射精以前就会分泌体液，那里面已经含有精子，所以即使他只是放进去，还没在你体内射精，都足以让你怀孕。”

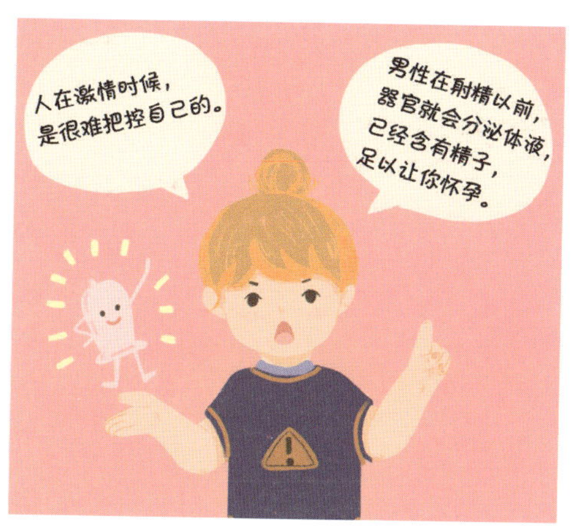

豆豆：“接下来呢，你是打算为他把孩子生下来，还是为他做人流？你有没有看过人流的纪录片，知不知

道那个过程有多残忍？经历那个过程，你能保证自己不得抑郁症、不患不孕症？能保证自己不变成性冷淡？”

豆豆：“无套的风险，还不止是非意愿怀孕，还有各种性病、艾滋病，这些都足以让你的人生不堪重负。”

小初：“那我该怎么对他说？”

初次性关系前·两个人就该达成共识

豆豆："首先，如果你们交往不久，你觉得还没有信任到可以发生性行为，这时候你是可以提出拒绝的。如果他交往不久就想做，还不顾及你的感受，说明他是个自私的人。

"最重要的是，如果你们打算发生性行为，你是完全有权利提出必须全程戴套的。如果他还不知道戴套的重要性，说明他严重需要性教育。

"如果他明知道不戴套会怀孕还想无套，恭喜你，你遇到渣男中的渣男，但凡有点理智的女生都会远离这种渣男。不戴套的男人对你绝对不是真爱，他连你的命都不顾，还谈什么爱呢?

"记住，真爱你的男人，你喊声疼他都会紧张，绝不会为了他想爽，就把你送到鬼门关去堕胎。检验是不是真爱，不是看他有没有送你礼物哄你开心，而是首先看他会不会考虑你的感受、你的幸福。

“也有这样的情况，一个蠢女孩爱上渣男，想用各种妥协试图留住这个渣男，连无套都可以答应他，这样的女孩也是自取其辱。要知道，渣男是可以把你的身体和精神都摧毁，再毫不留情离开你的，渣男和你在一起就是图的可以不负责地发生关系啊！你连健康都被摧毁了，对渣男而言还有什么价值？这时候还想留住渣男？”

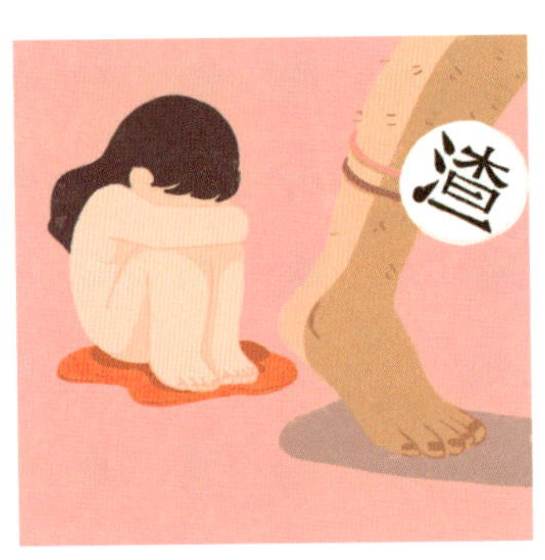

小初一脸震惊：“我怎么可能爱上渣男？”

豆豆：“我只是假设，但女人容易感情用事，关键时刻缺乏理智。所以我不得不说出极端情况提醒你注意呀！其实受过良好教育的人，在谈恋爱时都是会考虑对方感受的，都懂得凡事可以协商达成共识，不会意气用事，更不会为了自己一时爽就害了对方的。”

小初点点头：“谢谢你豆宝，本来今天心里隐隐约约有些忐忑，都不知道去哪里求助，听你这么说，我现在完全有谱了。总之，绝不无套，爱你么么哒！还有，下次有这样的课，记得通知我，我也想去听。”

豆豆：“欧了！”

小初信心满满地出门，豆豆总算觉得松了一口气，走到阳台上，看着校园里来来往往的同学们，豆豆心里想：这样的事情，应该让每个男生女生都知道才对啊。

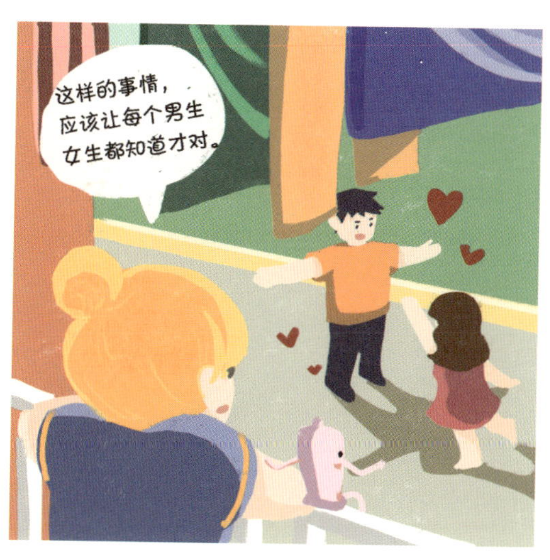

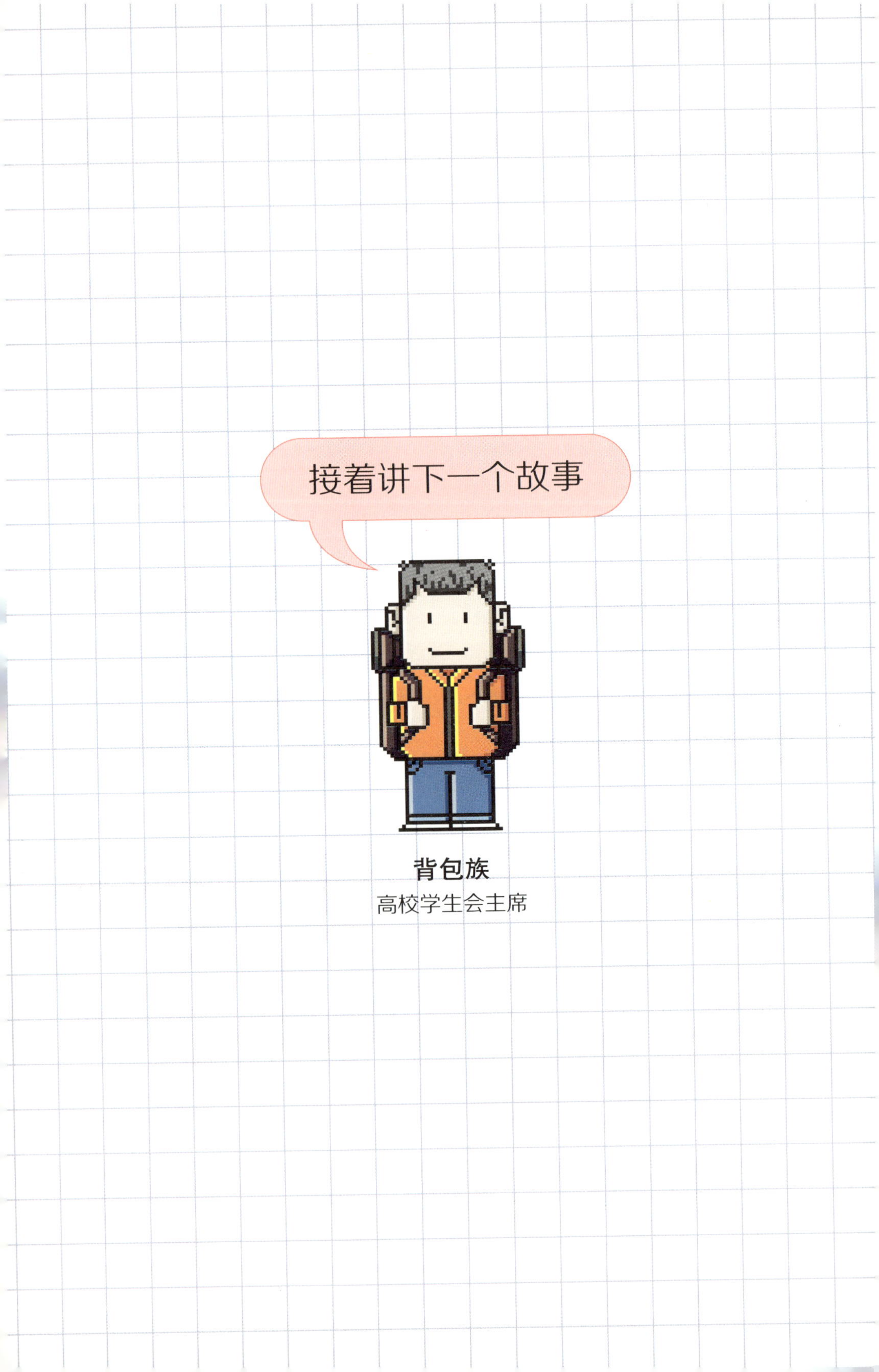

背包族

高校学生会主席

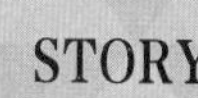

2

【拒绝篇】

场景再现

给妹妹的一封信

无论你多么爱一个男生，你都要记得，幸福的主导权在你手上，不在他手上。如果你立场坚定，任何人都是没法强迫你和他无套的。

亲爱的妹妹：

半年不见，有好多话想和你说。

昨天深夜你发微信，说是和学校一个男生恋爱了，说你们约会时，那个男生有些亲密动作和言语暗示，但你还没做好心理准备，不知道该不该和他进一步发展，所以想让我给你一点经验。

本想在微信上回复你，想了很久，还是决定给你写一封信。

首先，姐还是很欣慰的，一是因为感受到你的信任，二是因为你在遇到重大问题时，懂得寻求帮助，这是一种成长。时间过得真快，一转眼你都十九岁了，看到现在的你，总是会想到以前的自己。作为年长你十岁的表姐，有什么人生经验可以分享呢，我想了很久。

十年前，我和你一样，新鲜得没有半条皱纹，爱听音乐、爱看漫画，也和你一样，喜欢上了一个男孩。那时动不动就奋不顾身的我，哪里会知道，很多年以后的自己，回头看那段经历，自己都会奇怪当初为何会喜欢他。

我出生在一个问题家庭，父亲总是不在家，母亲总是在抱怨。即便家境还算富裕，内心深处却觉得自己什么依靠都没有。

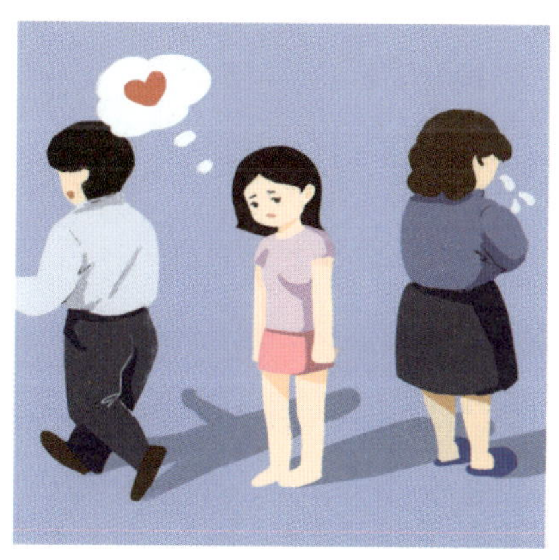

心里没有安全感，才会谈一次恋爱，就把那个人当成全世界，才会急着找寄托，根本不管那是真正的依靠还是陷阱。

那年我们上大一，在一起不久，就尝试了第一次。我在性方面完全没有受过教育也没有心理准备，激情关头，就只能听他的，那次他没戴套。不久后，我就发现自己怀孕了。我跟着他去了医院，他对医生说，想把孩子打掉。

医生说：堕胎是危及两条命的事，一次堕胎就可能导致子宫内膜受损，或是子宫内膜异位，以后会有怀不上孩子的风险。你们要慎重考虑。

他还是说：“考虑好了，我们决定不要。”

医生叹息着摇头。站在手术室门口时，我全身都在发抖。我告诉自己不要怕，只要有他在，什么都可以克服。而从没想过有一天他会抛下我，所有痛苦都要我一个人承担。

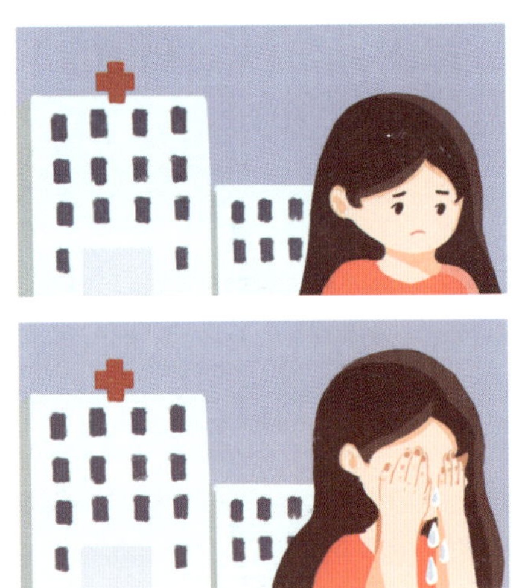

第一次堕胎后我就开始害怕性生活，那时候我根本不懂：爱情不等于盲目的牺牲，不应该为了成全一个人

的快感，就牺牲另一个人的幸福。

第二次意外怀孕，又是因为他想无套，我说别这样好吗，我真的怕了。他说你最近不是安全期吗。我拗不过他，半推半就还是让他做了。

结果又怀上了，后来我才知道，即使在安全期，也是不能无套的，因为女性的排卵有时是没有规律的。

那是第二次为他堕胎。堕胎后，医生诊断为子宫内膜受损，以后再也怀不上孩子了。医生摇着头说："你那么年轻就堕胎两次，你和男朋友不知道要用安全套吗？"

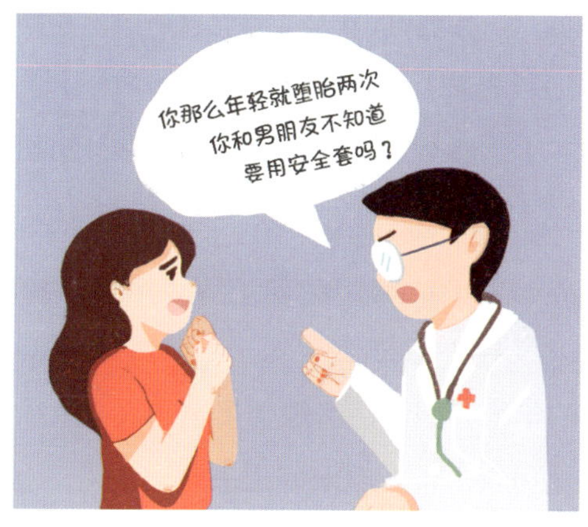

当时他也在，沉默着没有说话。回学校后，他不再

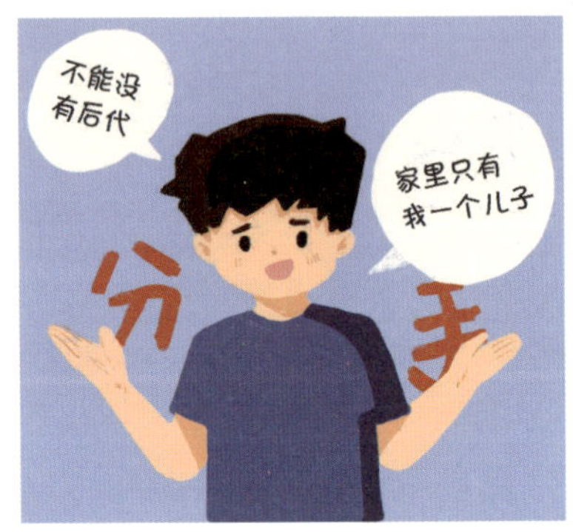

对我热情，不再约我出来……不到一个月，他提出分手。他说家里只有我一个儿子，不能没有后代。

我问他："难道我就是一个工具吗？你用完了，用坏了，就把我扔掉！"他一句话不说，转身就走了。我再也承受不住，整个人崩溃了，躺了一周，课都没去上。老师通知家里。我妈找来学校，他的父母也来了，两家人谈了半天，最后，他们家赔了几万块钱，算是私了。从那以后，我再不敢相信别人，不敢再轻易接受男生，二十出头的年纪，已经活得像个衰老的人。

直到遇见东，那年我刚好二十六，他三十。

认识他，我才知道，恋爱是两个人相互关爱，不是一个人拼命索取，另一个人舍命牺牲。

他会在意我的感受，从来不会无套。他会尊重人，在我状态不好的时候，他不会强迫我满足他。他让我第一次知道，当你和另一个人相爱的时候，哪怕是一些平凡的小事情都是幸福的啊。

也是和他在一起后，我开始强烈地想要一个孩子，我不敢和他提起当年医生的判决，就一个人去找医生。

遍访名医，做了各种检查，结果都是，子宫内膜受损，无法再怀孕。我找过国内最好的不孕症专家，在她的诊室里哭着跪着求她。她无奈地说，医生也不是神仙，天然的东西一旦损坏了，再好的医生都没法再造。

那天诊室里都是二三十岁的女人，要么是想堕胎，要么是堕胎后怀不上孩子的。

医生指着墙上的一张图，告诉我们：

你们知道女人堕一次胎意味着什么吗？

人类的胚胎就像是一棵小树，而子宫就像是小树生长的肥沃土壤。树根深深地扎在它的土壤里。人工流产不只是清除胚胎，还会同时清除掉附着在树根上的土壤。

如果操作不当，就是对小树、树根和土壤的一次摧毁。即使操作规范，对土壤的损害也不可能避免。尤其是靠近子宫肌层的基底层，那是孕育生命的温床，损伤后就无法再生。

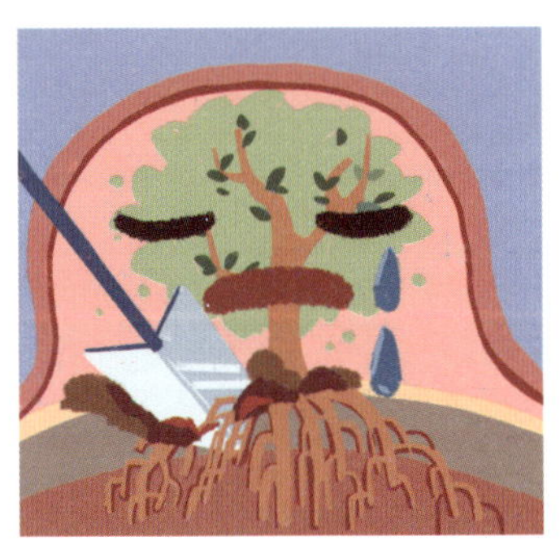

走出医院时我恍恍惚惚，红灯都没看就走到车流里，司机猛按喇叭我才惊醒。我不知道怎么面对他，如果有一天他想要小孩我该怎么说？告诉他我过去的经历，他还会接受吗？如果这一次失去他，我还有机会遇到那么好的男人吗？

最重要的是，我真的渴望有一个自己生命的延续。每次看到你大姨家的外孙，都乖得我想哭。

十几岁的时候，我还标榜自己不可能喜欢小孩，现在却那么爱小孩，他们能激发起一个女人强大的保护欲和母性。在我们的文化中，有时会过度渲染女性是需要保护的、被动的、弱势的群体，但其实，当一个女性拥有照顾弱小的能力时，那才是一种由内而外发出的生命力之美。

有时候我真的很恨，为什么要在我已经失去当妈妈的权利时，才体会到这些感受！为什么要在十九岁那年，早早把自己随意交付给不靠谱的人！

我常常在想，要是第一个遇见的恋人是东就好了，可惜，当我遇见最好的他时，我已经用光了最好的自己。

这封信，写得有些悲观，如果你能引以为鉴，也不枉我流着泪写下这些忠言。

一开始我都担心，说这些会不会让你对恋爱产生恐惧，但即使再恐惧，都只是语言文字的恐惧，比不上它们在人生里真实发生时带来的痛苦的千万分之一。

世间万物往往也是具有两面性的，用对了是幸福，用错了就是痛苦，爱情也不例外，我们两面都要看到。姐姐想说：为了成全一个人的快感，就牺牲另一个人的幸福，这不是爱情，这甚至都不符合一个人与另一个人交往的基本底线。

无论你多么爱一个男生，你都要记得，幸福的主导权在你手上，不在他手上。如果你立场坚定，任何人都是没法强迫你和他无套的。

希望姐姐受过的苦，你不必再经历。

希望你能把握住自己的幸福。

爱你的　姐姐

幸福的主导权在你手上，
如果你立场坚定，
任何人都没法强迫
你和他无套的。

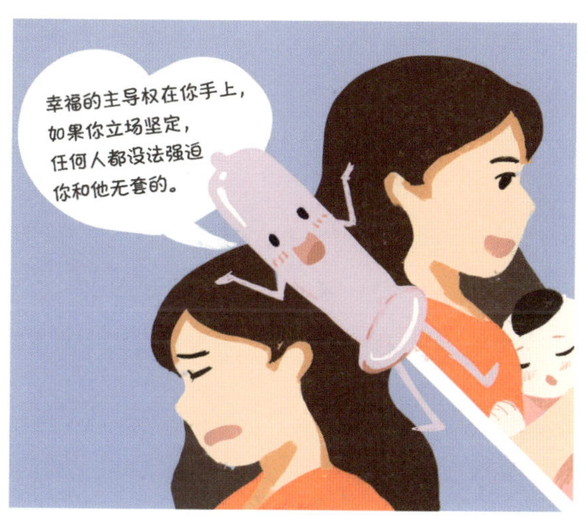

本书付印前，姐姐已经与东举行了婚礼，并且完成了一个孤儿的领养手续。不能拥有自己的孩子是一生的遗憾，但收获真爱也算是不幸中的万幸。这个世界不乏真善美，但假恶丑也依然存在，有阳光就有阴影，掌握主动权、理性对待感情何其重要。

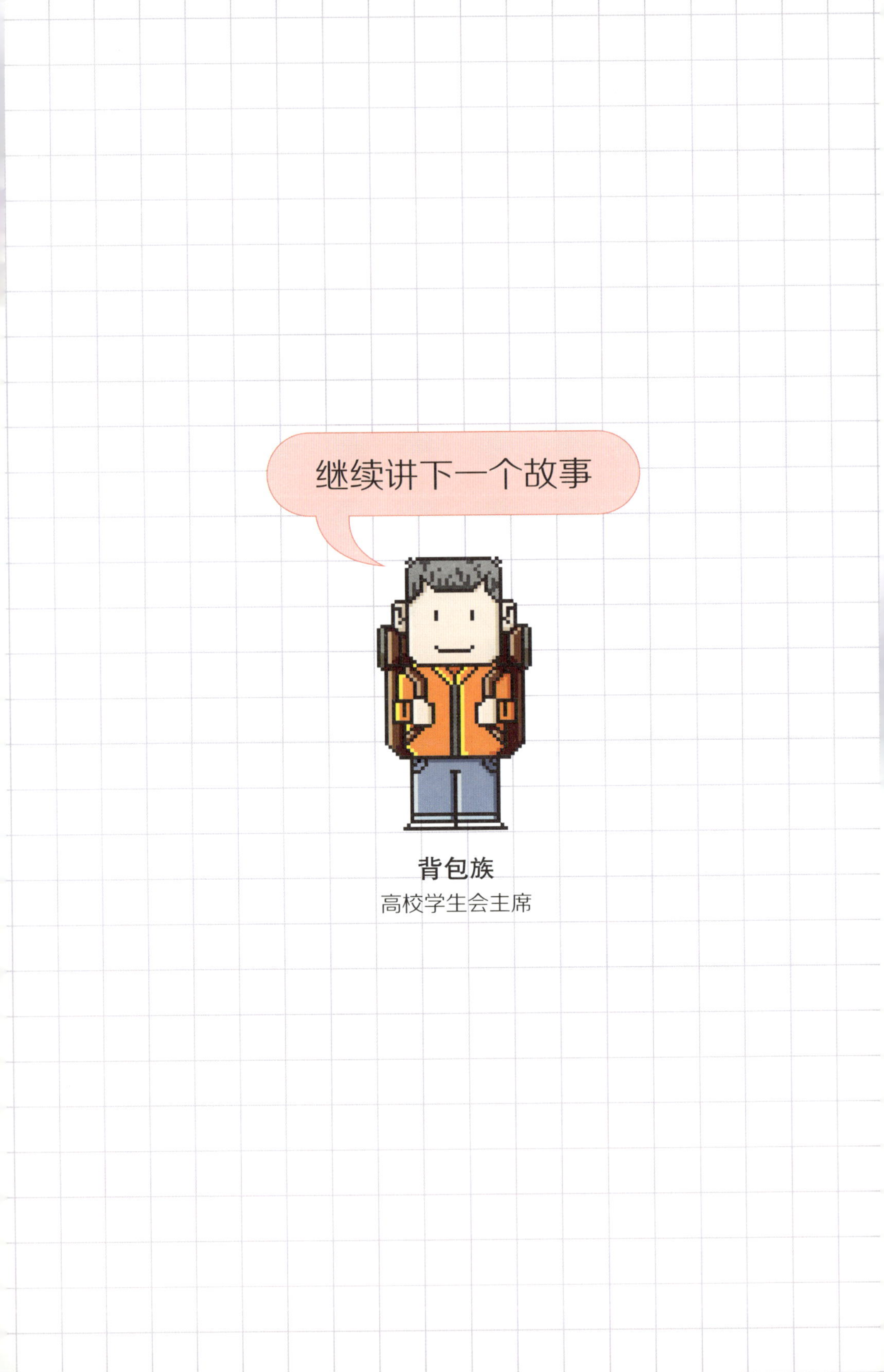

背包族

高校学生会主席

STORY

3

【性教育篇】

场景再现

男生也需要性教育

我们社会的普遍观念认为，在两性中，女性是弱势。大多数因为性无知引发的苦果，都是女性在承担，因此很多家长重视女孩的性教育，而忽视男孩的性教育。可事实上，目前艾滋病感染病例中，男性的比例远远高于女性，比例是 41 ： 1。所以到底谁才是艾滋病最大的受威胁群体呢？不是所谓弱势的人，而是最被忽视的人。

父母应该重视男孩的性教育

某三甲医院，传染科诊断室门口……

十九岁少年小轩瘫坐在椅子上，紧紧抓着自己的手臂，指甲都陷进皮肤里。

这是小轩第三次来做 HIV 检测，离他发生高危性行

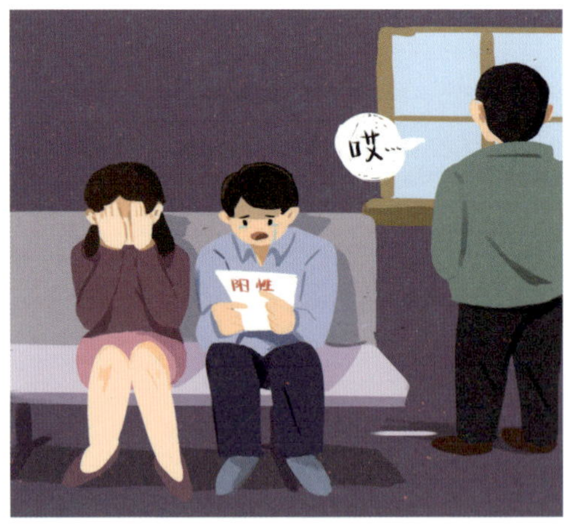

为已经过去三个月了，这一次的诊断结果，依然是触目惊心的两个字：阳性。

之前两次，小轩都是独自来检测。这一次，小轩的父母也来了。此刻，母亲坐在椅子上啜泣，父亲站在窗口眉头紧皱，不住地叹气。

他们心里是担忧的，更是后悔的……

那一年小轩还在读初中。有一天，轩妈告诉轩爸：

“下午给轩儿洗内裤，看到内裤上有痕迹，是不是梦遗了？是时候给他进行性教育了吧？对儿子，还是你去讲比较好。”

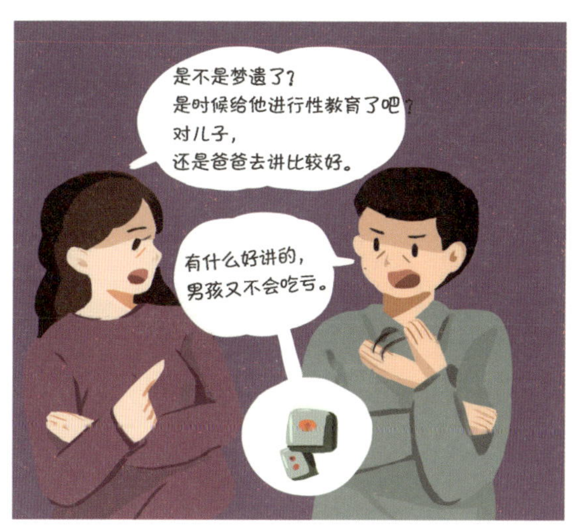

轩爸说：“跑个马有什么好讲的，轩儿他爷爷也没给我讲过，我还不是长大了？再说，男孩又不会吃亏。”

说完就出门打牌去了。

整个青春期，小轩和父母都没什么沟通，他知道父亲关心打牌和工作多过关心家庭。他也知道，如果父亲知道自己的秘密，可能会把自己赶出家门。他的秘密藏在心里很久了，初一那年，他喜欢前排一个男生。

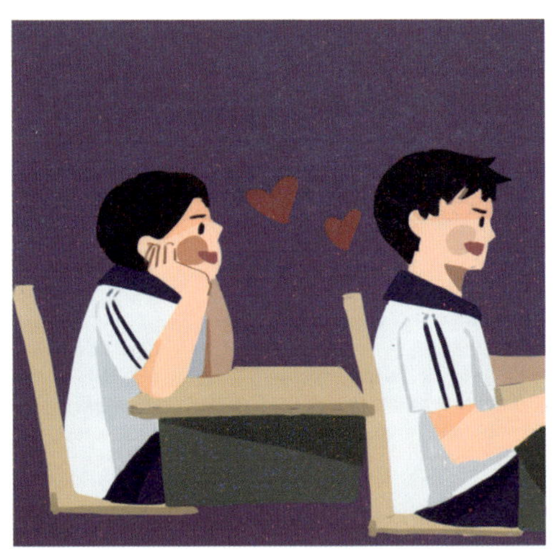

熬到大学，和暗恋的男生各奔东西。小轩也终于可以离开家，有了相对宽松的大学生活。

这期间，小轩在网上认识了伟，两个人互生好感。见过两次面后，伟就提出让小轩别回学校了。那天晚上，小轩其实是提出过要戴安全套的。

早些年，防艾宣传还没那么普及，因为男男性行为不会怀孕，所以很多“同志”都忽略了戴套的重要性，等大家都反应过来时，艾滋病已经在“同志”群体中蔓延开来，在一些地区的青少年群体中，男同性恋的感染数甚至高出异性恋很多。

原因主要有三个：

一是因为很多“同志”不戴套，在男同群体中，安全套使用率从没超过50%。

二是因为男同的性伴侣往往不固定，性伴侣数量一多，感染的概率就大大增加了。

三是因为不少男同在发生性行为时会采用肛交这种方式，由于肛门不是性器官，不会像阴道那样分泌润滑的体液，也更加脆弱易受伤，一旦有轻微破损，就有感染风险。

男生与女生的艾滋病感染比例是 41:1

到了小轩这个时代，网络早已发达，圈子里已经随处可以看到、听到防艾知识。大家普遍都知道男同之间感染率高，有的人甚至开始选择不肛交。

如今，即使一个刚入圈的“同志”，起码也都听过戴套可以最大程度预防艾滋这件事。但是，知道不等于做到，问题就出在很多人只知道、没做到。

再来看看小轩和伟过夜那晚都发生了什么。

那一晚，小轩也没有忘记拿出安全套。

伟说：“戴这个干嘛，你不信任我吗？”

小轩：“不是，现在感染率太高了，还是戴上吧。”

伟：“你看我像有病的人吗？”（小轩沉默）

伟：“你也没病，我也没病，担心什么呢？我们的爱情，不应该被这个东西阻碍。”

说完，伟一把抢过套子，扔到了一边。就这样，小轩发生了他的第一次。

你不信任我吗？
你看我像有病的人吗？
我们的爱情，
不该被这东西阻碍。

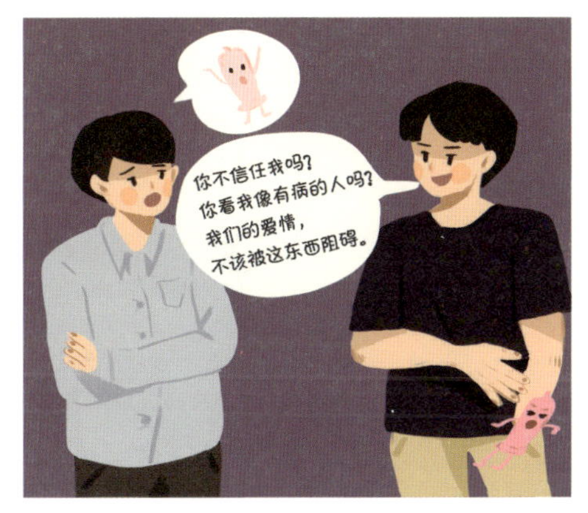

那一点网上看来的防艾知识，在欲望的洪流面前，终究不够坚定。小轩至今还在想，要是在那晚之前，多了解一点艾滋病感染的真实故事，或许就不会有今天。那晚后，小轩搬进了伟的出租屋。

不久，小轩参加一个圈里人的活动，一位义工向大家科普："即便是和固定对象都必须戴套，如果发生过无套，一定要及时检测。"听到这句，小轩心里有些慌。活动一结束，小轩就请义工给他做快检。

快检只需半小时就能出结果，那半小时，却是他人生中最漫长的半小时。看到初筛结果印着"阳性"两个字，小轩整个人都懵了。

小轩："不可能，我只有他一个爱人，他也只有我一个爱人，怎么会这样，不可能。"

义工：“你怎么知道他只有你一个爱人？你二十四小时跟着他？”

走出活动中心，小轩不知道自己是怎么走回出租屋的。

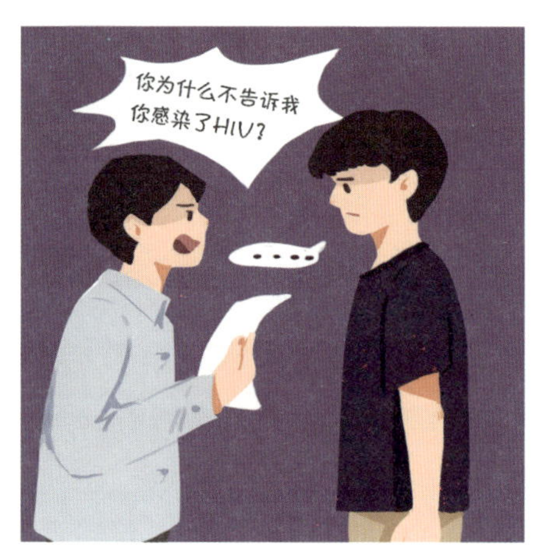

当小轩拿出检测报告单时，伟沉默了。在小轩逼问下，伟才说出实情。原来和小轩交往期间，他还有其他性伴侣，而且就在两人交往不久后，他检测出了 HIV 阳性，担心小轩难以接受，就隐瞒了真相。

那天晚上，小轩搬出了出租屋，他提着行李在学校里徘徊了很久，他不知道，为什么曾经最爱的人，害自己最深。

回学校后，曾经活泼的他变了一个人，原先热爱的东西都激不起他的兴趣。失眠近一个月，瘦了二十斤，如果不是老师发现小轩暴瘦，担心他出事，通知他的父母来学校，小轩准备把这个秘密继续独自扛下去。

传染科的医生给小轩的父母留了联系方式，告诉他们一定替小轩保密，同时让小轩的父母不要责怪他，一定要适当关心他，一家人一起面对。只有家人的关爱，才能支持他走出困境，健康地活着。

回去的路上，小轩的父亲心里一直在回想下午医生说过的话。

无论是在“同志”群体中，
还是异性恋群体中，
男性的感染率都远远高出女性。
比例是男女41比1。

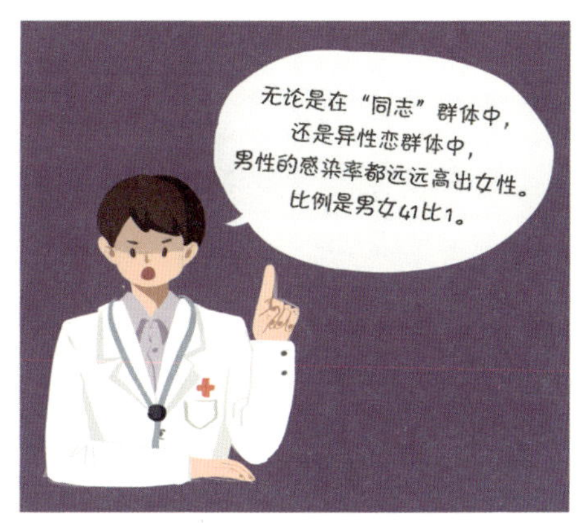

医生说：“我们的社会普遍观念认为，在两性中，女性是弱势。大多数因为性无知引发的苦果，都是女性在承担，因此很多家长重视女孩的性教育，而忽视男孩的性教育。可事实上，根据 2014 年疾控数据，感染艾滋病的学生中，男生远远高于女生。比例是 41:1。”

所以到底谁才是艾滋病最大的受威胁群体呢？不是所谓生理上弱势的人，而是最被忽视的人。

数据来源：央视新闻《新闻周刊：校园里的危险“艾”情》

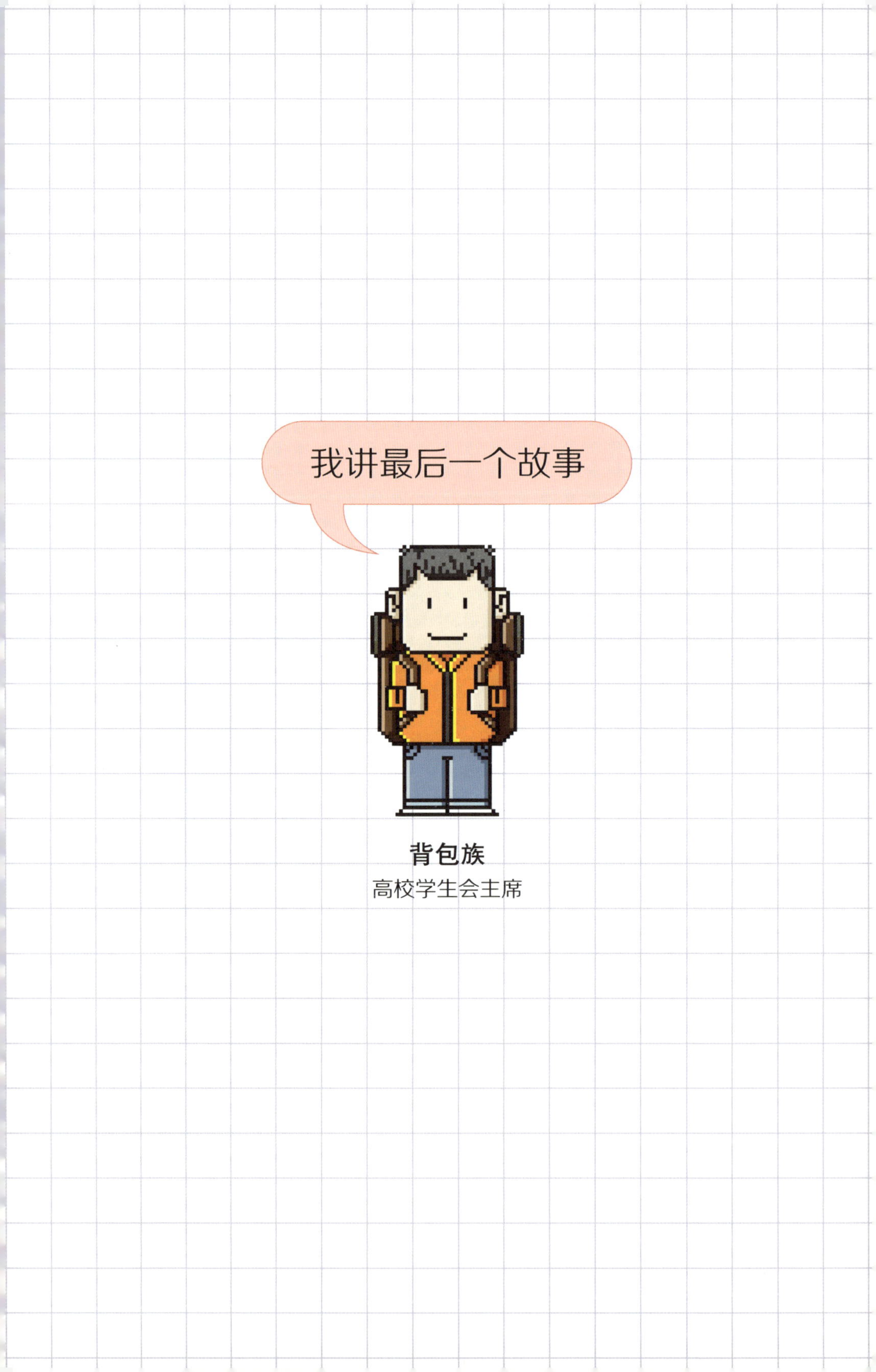
我讲最后一个故事
背包族
高校学生会主席

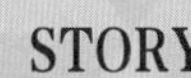

STORY

4

【窗口篇】

场景再现

当他拒绝无套时 网友拿出 HIV 检测报告

即使他能拿出一张 HIV 阴性的化验单，如果是在窗口期内做的检测，就不能证明他没感染。不能凭一张报告单就无套啊！

一个“同志”病友的感染经历

感染后，小轩处在情绪崩溃的状态，疾控的老师一直开导他。一段时间后，小轩才接受这个事实。老师还介绍他认识了一群同样感染的朋友，让大家相互打气，一起面对感染后的治疗生活。

病友中，一个男生和小轩看起来年龄相近，叫小浩，比小轩大几岁。小浩也是“同志”，大学毕业后，在网上认识一个男生。光看照片小浩就觉得此人是自己的“天菜”，很快见面，对方也表现出对小浩有好感。

两个人越走越近，发觉双方都想进一步发展。小浩直接说，希望有安全的性，希望每次都戴套，就问他对性是什么态度。

这时，男生拿出HIV检测报告，阴性，日期是三天前。

男生说：“我也希望有安全的性，所以才做了检测，检测结果摆在这里，还有什么可担心的呢？”

话说的坦然，小浩觉得没话可说了。一转眼，两个人已经交往半年，这期间两人多次无套，就因为那一张检测报告单的证明。

如果不是半年后，和同学献血时做检测，小浩可能更晚才会发现自己感染了 HIV。诊室里，疾控医生请小浩回忆有过哪些高危行为。

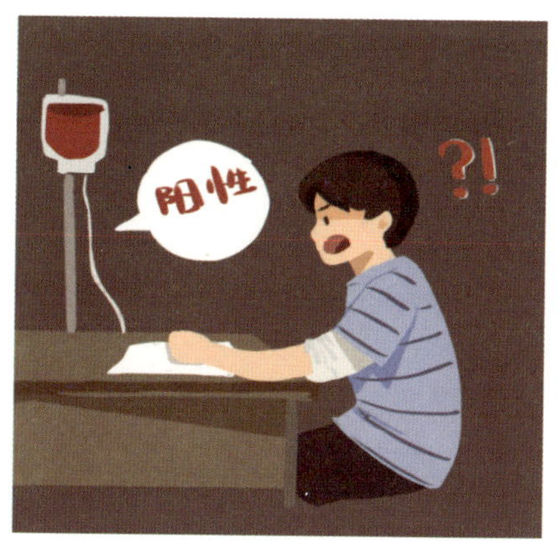

小浩：“和固定对象发生过无套性行为，但是这半年里，除了他，自己就没和其他人发生过关系，而且固定对象也不是 HIV 携带者。”

医生：“你怎么判断他不是？”

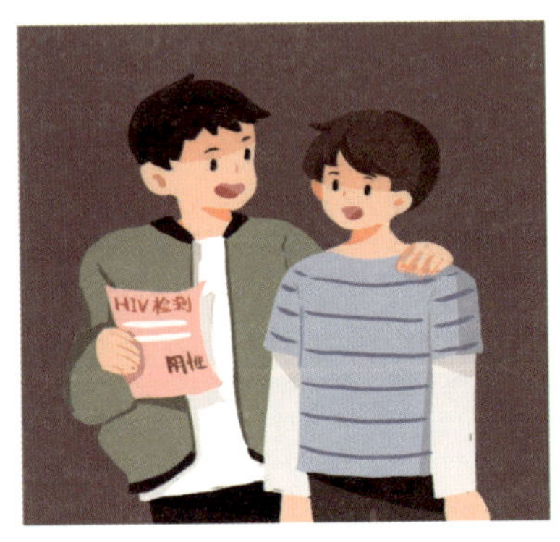

小浩："他有检测报告单，阴性。"

医生："他的检测，是在窗口期之前做的，还是窗口期之后做的？"

小轩摇摇头。

医生：人在感染 HIV 后之后，刚开始体内的抗体产生还不够量，所以还不足以检测出他是否感染，这个时候的检测报告结果为假阴性，要等体内病毒抗体达到一定量才能检测出真相。感染了却检测不出来这个阶段，就叫窗口期。其实已经有传染能力。要想确诊是不是感染，必须是在窗口期之后做检测，一般就是在高危行为三周到六周后检测，得到的结论才是靠谱的。

所以，即使他能拿出一张 HIV 阴性的化验单，如果是在窗口期内做的检测，就不能证明他没感染。不能凭一张报告单就无套啊！

听完医生的话，小轩心如刀绞。曾经迷恋的“天菜”，此刻在心里只有恶心，之前的幻想全部破灭。曾经以为自己对他是真爱，最大的恐惧是失去他，没有他就活不下去。现在才知道，最大的恐惧是生命受到威胁，在疾病面前，那些痴恋都是浮云。

人感染了HIV后，
刚开始体内抗体产生还不够量，
还不足以检测出是否感染，
感染了却检测不出来这个阶段，
就叫窗口期。
其实已经有传染能力。
窗口期

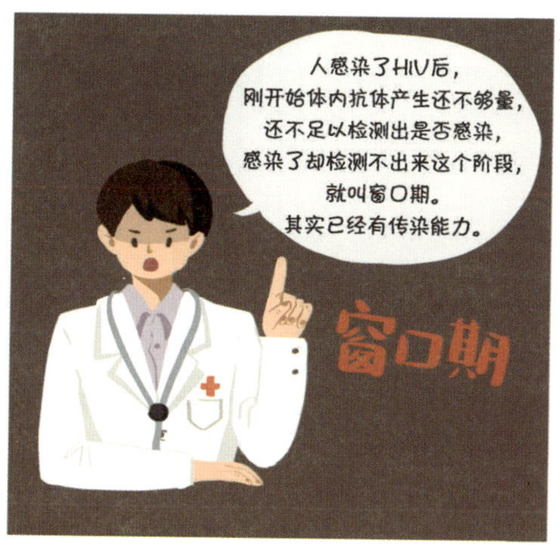

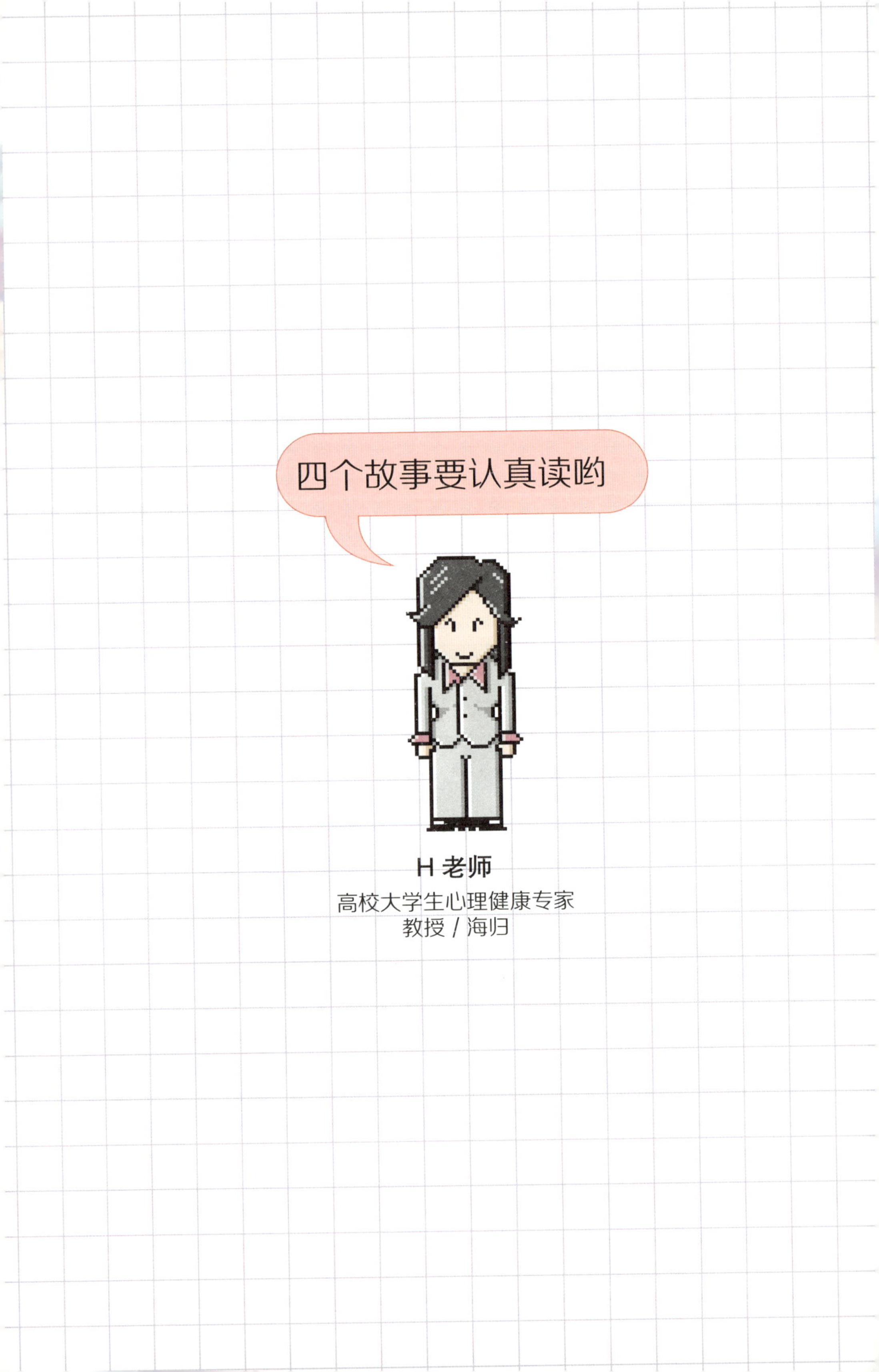
四个故事要认真读哟
H 老师
高校大学生心理健康专家
教授 / 海归

STORY

5

【男女篇】

场景再现

戴了套就能随便约?

预防艾滋，戴套有百分之九十几的成功率，失败率很低。但是概率多少并不重要，只要事情落到自己头上，再小的概率，都是百分之百的灾难。

小心约·就没事·事实是个伪命题

一年前，站在一个经济论坛上，我作为获奖企业家代表，向台下一百多名精英分享自己的感言。那时的我，踌躇满志，意气风发，怎么都不会想到，一年后，我会在医院哭得瘫倒在地。

所谓成功，我想我早就体会过了。从小家境优越，十五岁出国留学，二十三岁回国，继承家里的产业。如今三十岁，有一家有几百名员工的公司，有一个漂亮贤惠的老婆，一双可爱的儿女。我拥有的任何一样，都足以让一个普通人羡慕。可人在拥有的时候，却往往不知道珍惜，还想要更多。

我自认很谨慎，约会漂亮妹子一点都不难。我一直以为，只要小心约，就没事，现在看来，这都是个伪命题了。

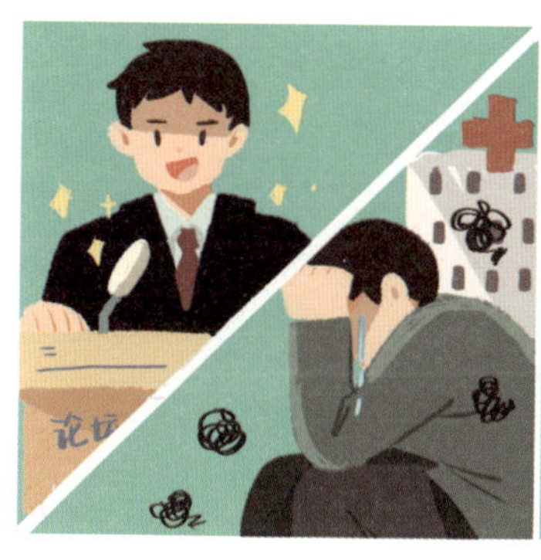

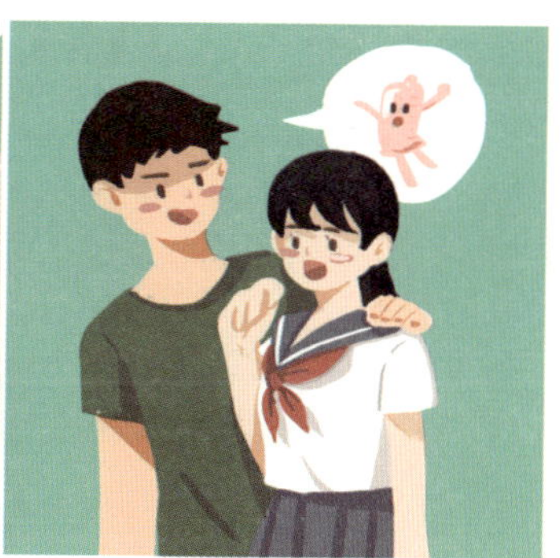

我从小就很爱运动，所以身体很好，以前即使经常熬夜，第二天一样照常工作。直到今年三月，身体持续低烧，却不像一般的感冒，一抽血检查，报告单上 HIV“阳性”两个字，像是晴天霹雳。

我不相信自己会感染。三个月，我跑遍了能想到的所有医院，公司都没心思管，全权交给老婆。我心里唯一盼着有一家医院说我是阴性，说我没事。市里的医院跑完，又飞去北京、上海检测，手臂上扎得满是针眼，护士都怀疑我是不是吸毒。足足跑了十多家医院，我再也扛不住了，直接瘫倒在诊室门口。

至今都不知道，是谁传染我，是什么方式感染的，

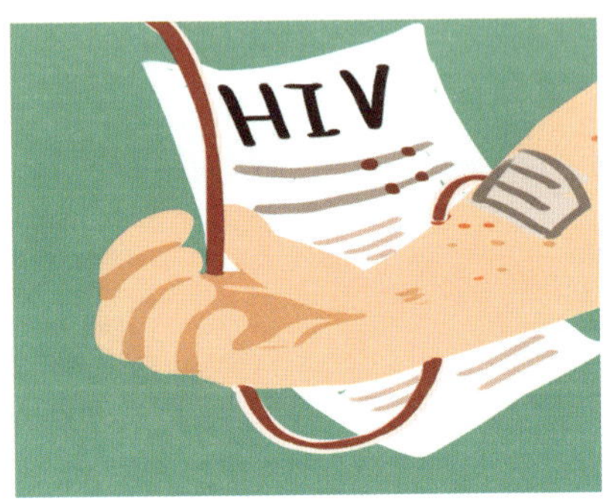

是无套口交？还是谁在套子上做过手脚？

约会过的女孩，我挨个发消息告知她们：我感染HIV了，你们也做个检测吧。有人回了一个惊恐的表情，有的人却再也没回复，有的人照片都已经删掉，只留下一个已注销的账号。

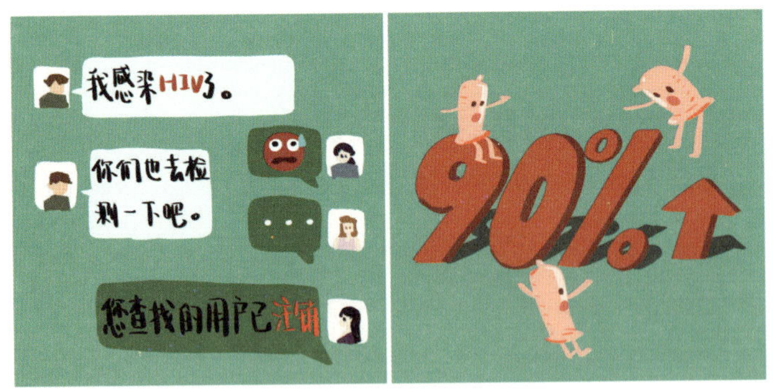

以前在国外就知道，预防艾滋，戴套有百分之九十几的成功率，失败率很低，现在才知道，概率多少并不重要，只要事情落到自己头上，再小的概率，都是百分之百的灾难。以前自认为天不怕地不怕，现在才知道，我是怕死的。

健康·这才是人生一切的基础

那天走出医院，我在路上一遍遍地徘徊，不知道该去哪里。

抬头看见街对面，一个流浪汉坐在路边晒太阳。一看到他，我的眼泪就止不住。谁能知道我此刻的心情，拥有那么多钱，却不如一个流浪汉轻松坦然。他还能悠闲地晒太阳，我却要面对未知的恐惧。

我再一次坐在路边没有办法再走，只能又给医生打电话哭。这几个月的经历，除了医院的医生知道，身边的人我都没说，没勇气。

医生建议，如果没勇气就暂时不说，把药装到维生素瓶子里，别让人察觉，实在扛不住，可以试着对父母妻子说。

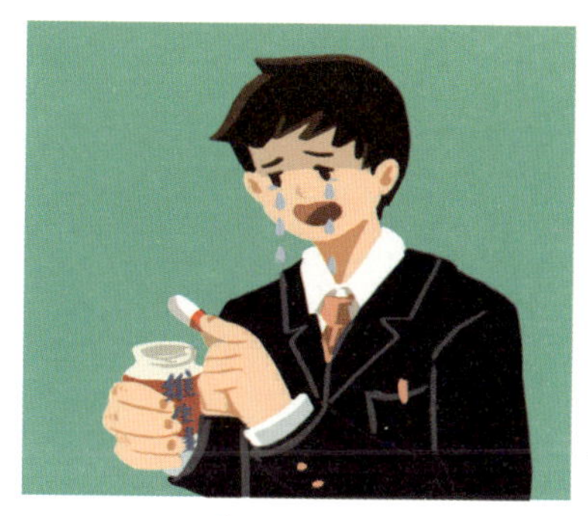

没想到，一个月前素未谋面的医生，现在成了我唯一信赖的人。优越自信了那么多年，我第一次开始谦卑，开始敬畏。

以前我仗着身体好长期熬夜，玩到凌晨三四点是经常的事，现在我却会强迫自己十一点必须上床，以前烟不离手，现在谁递烟都会拒绝。

医生说，要想不发展成艾滋病，除了按时吃药，还必须戒掉熬夜和烟酒。为了能活到正常人的平均寿命，现在我什么都愿意试。

想起去年自己上台说的那些成功感言，只觉得荒谬，连健康都保不住，还谈什么成功？现在心里唯一的感言就是：好好爱惜健康，这才是你一切的基础。

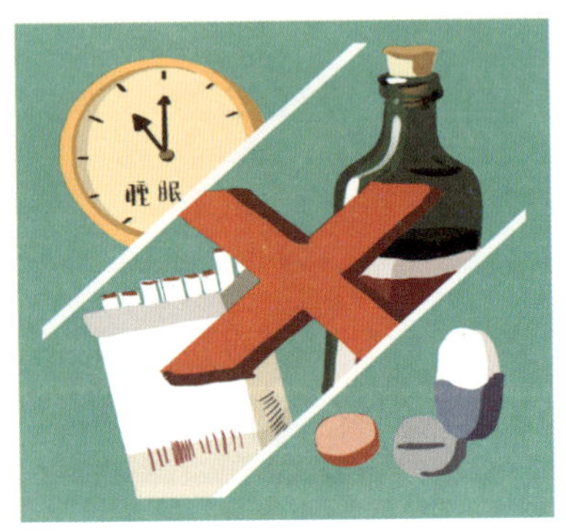

这个事我到现在还没对老婆说，总觉得这些年愧对她……但是良知告诉我，不管将要面临多大的责难，都要告诉她，让她也去检测。如果真的不幸被感染了，鼓励她尽早接受治疗，最大程度地延长生命，这是我能对她做的最后的一件事……

哦不，如果还有什么，就是要陪她一起面对，把日子好好过下去，像个真有担当的男人那样过下去……毕竟，坦白和面对，才是真正自我救赎的开始。

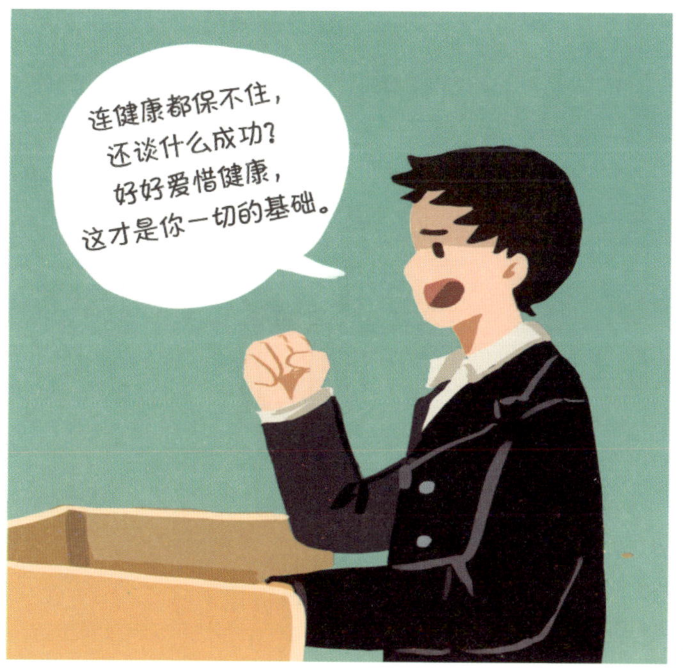
连健康都保不住，
还谈什么成功？
好好爱惜健康，
这才是你一切的基础。

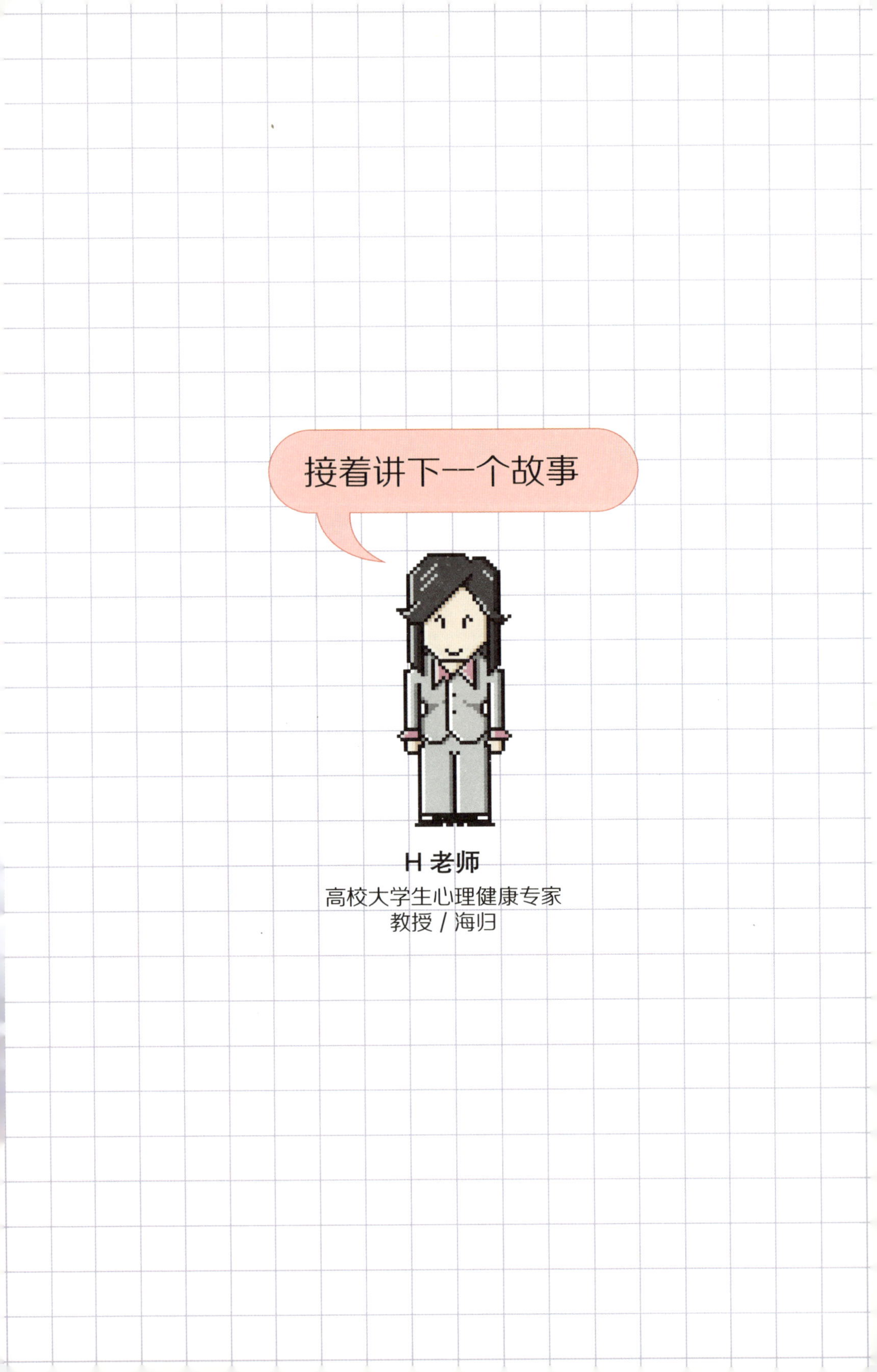
接着讲下一个故事
H 老师
高校大学生心理健康专家
教授 / 海归

STORY

6

【医学生篇】

场景再现

愿我受过的痛苦你不必经历
来自一名医学生的信

把自己的经历写出来，是想告诉大家，侥幸心理，一次都不要有。

所有正在看这封信的朋友们：

你们好！

两周前，疾控的老师找到我，让我给大家写一封信，收信的对象是所有人。

我想起曾经有人提过一个问题：如果时光倒流，你想回到哪一年，会做什么？

毫无疑问，我会回到一年前，找到那时的自己，告诉他，不要和 K 发生关系，如果发生关系，也切记切记，一定要每次戴套。

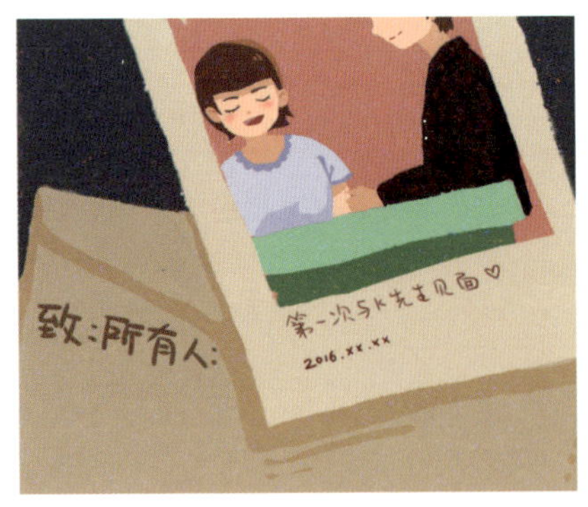

一年前，我来到这所全国有名的医学院校读研究生，作为一名学霸，我拥有傲人的成绩，前途一片光明。学校里的生活忙碌且充实，闲下来时，也想有人陪，在社交软件上，我认识了K，聊得很投机，双方就约见面。

他长我几岁，衣着考究，举止得体，体格强健，怎么看，都不会想到他是HIV携带者，自始至终，他也没有告诉我他是携带者的事实。

坦白说，刚和他交往时，我还有一点忐忑。他看起来各方面都很优秀，我也担心他会被更优秀的人抢走，可能人在感情面前，都有自卑的时候。

一开始，我们还是每次都戴套，后来认识久了，就有了侥幸心理。作为一名医学生，我自认对基础的防艾知识是具备的，起码在理论上知道，外表是看不出来是否感染的。

但人在爱欲中，欲望上脑，学过的知识就全都抛到九霄云外。我想，就一次无套应该不会有事的，就侥幸试了一次，结果这一次，就改变了我的人生。

确诊后，我给K留言，微信没有回复，连电话都关机。

整整两个月，我没有办法正常入睡，不再是因为难过失去他，而是因为怕死。

理论上，只要坚持服药，就能延长寿命改善病情，可一闭上眼，我都会梦到自己面临生命濒危的处境。

疾控的医生叮嘱，感染的事别轻易对别人说，如果实在扛不住，可以试着对父母说。

为了不让同学知道，我把医生开的药，全部装到别的瓶子里，假装是维生素。

如果得了癌症，你可以对朋友说，大家都不会另眼相待。但是如果你得了 HIV，你将很难开口倾诉，常人的认识里，这是一个不光彩的病。更重要的是，虽然国家有出台保护携带者就业求学权益的法律条例，但现实中，一些公司和机构还是能钻空子，以各种理由拒绝感染者。

这些压力只能一个人承受。

终于有一天，我感觉扛不住了，给我们学校一位专门做公卫的教授打电话。教授很耐心地开导我，我把痛苦说出来，嚎啕大哭，我们聊了很久。

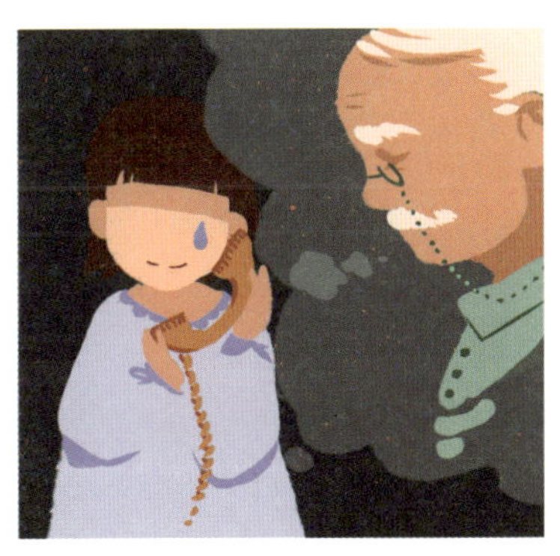

教授说："即便是医生，也要面对自己的生老病死，这是每个人的必修课。只是有的人要提前面对，无论早晚，都是逃不掉的事情。

"HIV 让人提前面对疾病，你其实还有时间好好修这门功课。另一些意外，则是让人直接面对死亡，比如地震、海啸，我们根本来不及把生命这件事想明白，就已经去到下一个世界。总之，生老病死每一个面向，我们都不知道它们什么时候会发生，我们要做的，就是怀着开放的心态终身学习，同时善待此刻拥有的一切。

“几年前我也生了一场病，躺在病床上不能动，被告知手术可能落下终身残疾，当时我就在想，一个生病的人，价值何在?

“如果因为一个人有病，就否定他的价值，那么任何一个人都没有价值，因为人人都会生病。有那么多对世界做出重大贡献的人，他们都有各种各样的病，但他们一样帮助了很多生命。生命的价值，在于你如何认识它、运用它。”

教授的这段话，我铭记在心。

现在我把自己的经历写出来，是想告诉大家：

饶幸心理，一次都不要有。

如今的我，虽然已经平静地接受了感染的事实，但是一想起那段噩梦般的日子，至今心有余悸。

我曾经看过一些网络留言，遇到开心的事情，想拥抱每一个路人，告诉他此刻的兴奋。

我也有一种冲动，想告诉每一个路人：

善待生命，拒绝无套。

如果我的信对你有启发，希望能被更多人看到。愿我受过的痛苦，你都不必经历。愿你能认识自己，珍惜所拥有的一切。

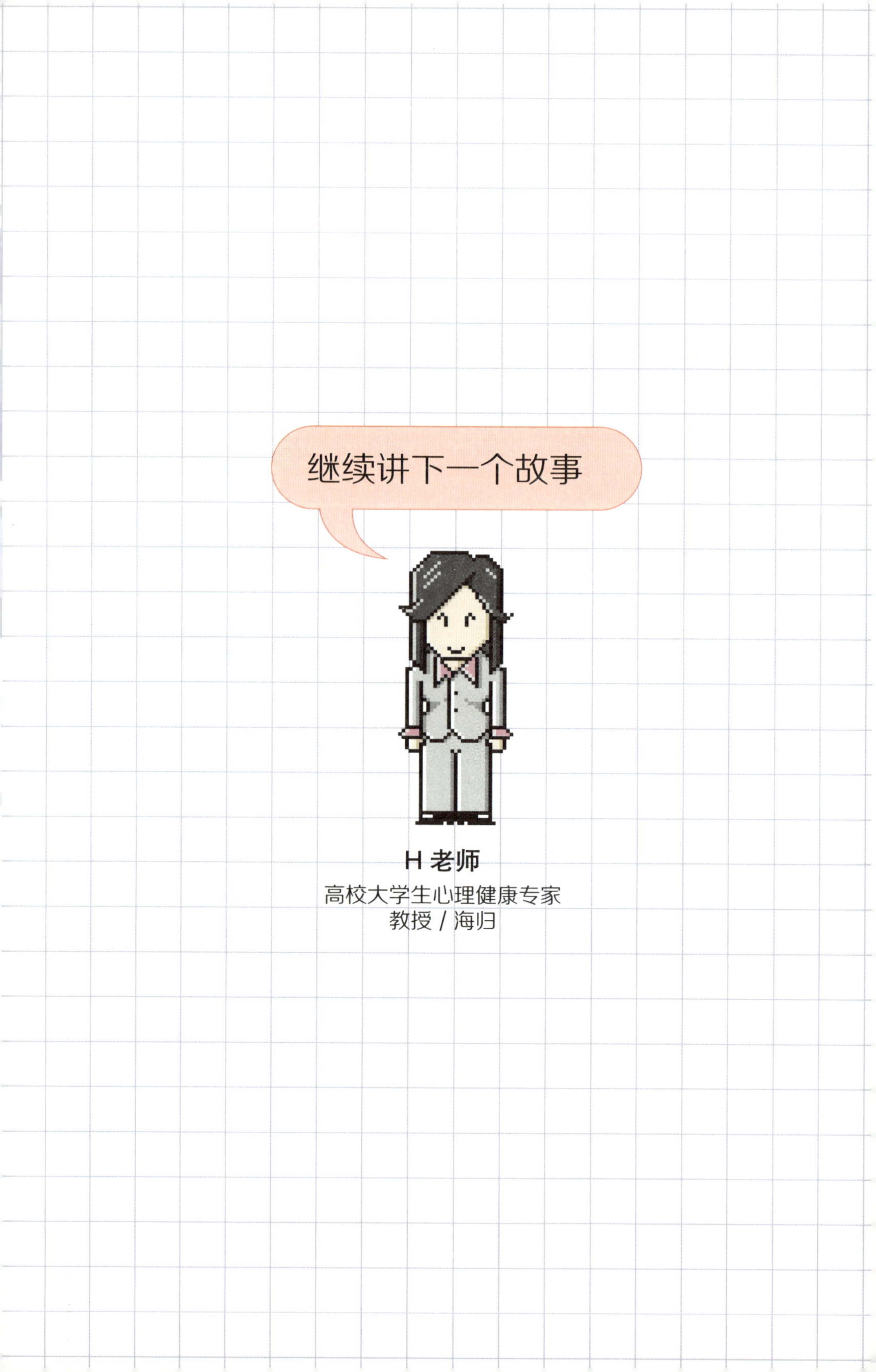
继续讲下一个故事
H 老师
高校大学生心理健康专家
教授 / 海归

STORY

7

【男男篇】

场景再现

校园的秋日阳光

——一个男同的故事

所以，你们有知识就足够了吗？NO！

知道会用安全套就足够了吗？NO！

最关键是你肯不肯用！

说到底，即使你爱对方爱得死去活来，你沉浸在99%的感性里，但还有1%的理性在提醒你——一定要用安全套！

这就是你生活的智慧。希望大家能做到。

出　柜

又是一年开学季，四川某大学机械制造系三楼的教室里，新生们正在做自我介绍。

一个很秀气的男孩清清爽爽地站在讲台上。初秋柔和的阳光斜斜照在他洗得发白的蓝色格子短袖衬衣上，腾起一股淡淡的皂香。

男孩干干净净地笑着，说："各位同学好！我叫杨光，来自江城宜宾。和前面的几位同学一样，我喜欢音乐、喜欢运动、喜欢年轻人都喜欢的事情。"

"还有就是……"他停顿了一下，或许是在思考怎么措辞，或许是前面说得太快有点口干。然后，在睽睽众目之下，他很认真地说："我喜欢男生，哦，比较阳光的那种……"

教室里一下子变得极静。他没有低头，平静地淹没在同学们诧异的目光里，安静地等待着某种爆发。鄙视？嫌弃？疏远？或者是仇视？

管他的！他早想好了，不管怎样，他就是要肆意地做一回自己。

他带着自我解脱的快感，等待着千夫所指，等待着万夫唾弃，等待着风起云涌之中，内心悄然绽开自由的蓝莲花。

关于结局，杨光猜想过很多种版本，他比较中意的是英雄史诗版，或者是众醉独醒版。可是世事无常，他没想到，也不可能想到，等待他的居然是周星星喜剧版。

“哇塞，男同？！这次终于见到活的了！”

“你读理工真是太对了！这里没女生让你喜欢。”

“对对！四年读完估计咱们都成 gay 了，兄弟你先走一步，哦，对了，以后是叫你兄弟还是小姐姐啊？”

杨光惊诧地看着突然活跃的教室，脑子里一片空白。

教室后排突然传来“砰”地一声，一个健壮的身影拍着桌子跳了起来，正是杨光同寝室的同学商海，他眯缝着精光小眼冲着讲台吼道：“杨光，你睡我上铺，可别半夜强暴我！”

杨光的自我解放最终在同学们的哄笑中变成了一场

莫名的闹剧。

这场闹剧让杨光成为制造系，乃至全校的风云人物。预想到的歧视没有到来，杨光没想到过程，更想不到结局。制造系女生都是宝贝，他是男同，男生不会把他当女人，女生也没把他当男人。所以，他自带亲和力，俨然成了女同学代言人，换句话说，成了男同学们想追求和讨好女同学的唯一的桥梁和纽带。再加上他性格开朗、兴趣广泛，很快便活跃在学校各个角落，尤其是群英荟萃的各种社团。

男男的圈子

在社团里，他认识了大学里最好的朋友老黄。老黄姓黄，肤色黄，牙也黄，一副吊儿郎当、色色的样子，所以他只能叫老黄。老黄是新闻系大四的学生，他有两个显赫的身份，一个是学校影视话社团的团长，一个是学校地下男同俱乐部的首任部长。

也不知怎么的，现在的男同越来越多。由于不被社会主流认同，男男交往常常在暗地里进行，俱乐部形式的交流平台成了必需品。很多大学都成立了类似的组织。老黄这个俱乐部是在成都某著名男同防艾公益组织任务：HT 机构的规范指导下成立的，用老黄的话讲，俱乐部的使命是：发展学校男同文化，促进学校男同友谊，维护学校男同权益。

当然，预防男同群体高发的艾滋病也是其主要职责之一。

老黄虽然给人一种不羁的感觉，但俱乐部工作却做得认真，特别是辅助疾控的防艾工作。让老黄惊叹的是“同志”人群中 HIV 感染率增长速度：2004 年，他们当地做检测，感染率（指首次来做艾滋病检测人群的初筛阳性值）只有 1% 左右；2006 年翻了一番，3.65%；2008 年又翻一番，7.6%；2010 年是 14%；2014 年达到 15% ～ 18%。

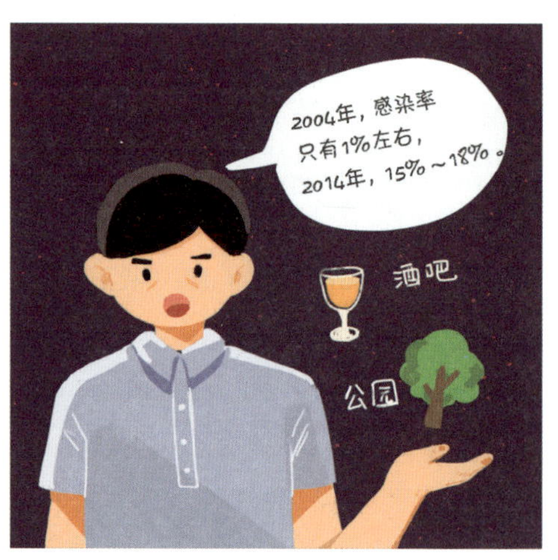

杨光和老黄的第一次见面极具仪式感。老黄那天难得地穿了一身正装，人模狗样地递给杨光一张熨金的聘

书，聘请杨光作为“XX 大学男性俱乐部”部长助理。老黄说，他即将毕业，俱乐部需要一个接班人。杨光性格外向、外貌端庄，更加难能可贵的是，具有敢于发声的勇气，是俱乐部接班人的不二人选。

于是，杨光顺利进入学校男同圈，并且成为圈内举足轻重的二号人物。同时也和校外许多团体建立了联系。

一年后，杨光依旧还是二号人物，因为老黄考上了本校的研究生，继续连任。没当上部长，杨光一点不介意。他愿意跟着老黄。老黄给他打开了一道门，一道体会男同乐趣的大门。一年中，杨光游历于各种“同志”俱乐部、

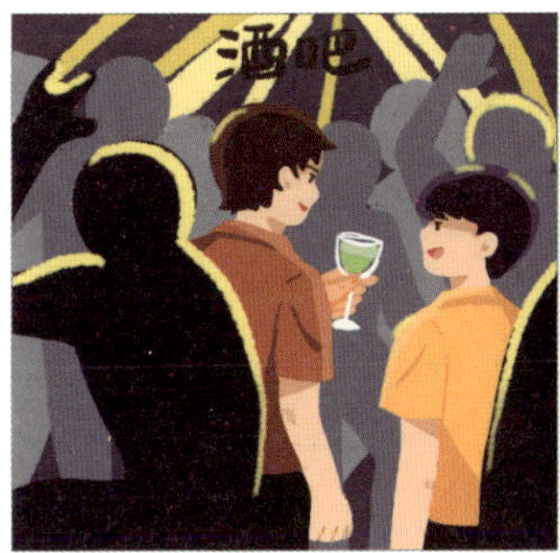

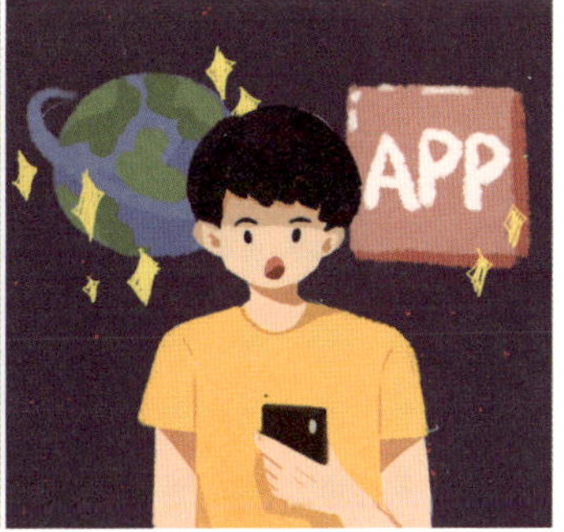

联谊会、酒吧，学会了使用社交软件，认识了很多圈内的朋友，也和对得上眼的发生了那么几次亲密关系。

如今，大学生的生活、娱乐方式随着社会及校园周遭环境的变化已大大改变。学校后门的小街上宾馆、KTV 林立，还开了好几家酒吧、夜店。由于针对学生群体，酒水消费并不高，对于现在的大学生来说，完全没有消费负担。

令学生们发愁的是，有时钱也解决不了问题，一到周末，酒吧位子爆满。不只是过生日、办聚会，逢周末，很多学生都喜欢进到酒吧和夜店，灯光闪烁、音乐跳动、

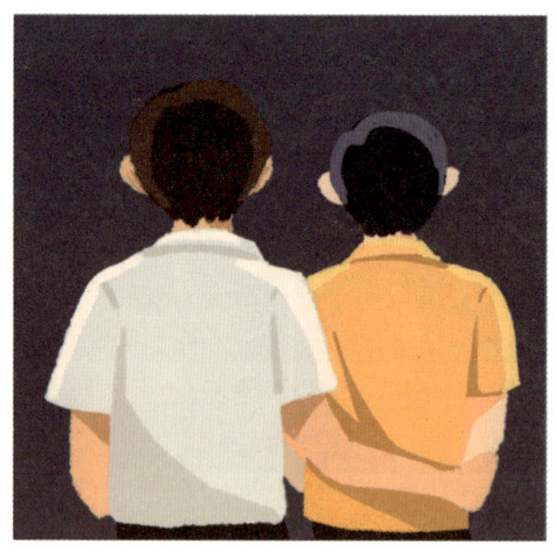

青春激荡。这里也成为新的交友场所，手机软件交友约会越来越普遍，一夜欢乐，有被偷了的，有被骗了的，更有感染了性病、艾滋的。

社会已经提前进入了大学，而象牙塔和被守护的学生们却还没做好应对它的准备。大多孩子对性健康和疾病防护知识仍停留在“道听途说”阶段。

黄氏三定律 VS 真爱

杨光是幸运的，他从老黄那里学会了保护自己在男男交往过程中不受伤害的方法。

老黄称其为“黄氏三定律”，这是他长期战斗总结出的经验，以及底线，即“全程带套、定期检测、不动真情”。老黄为此给出了很专业的解释：男同群体结构复杂，大约只有 30% 是真正的同性恋，另外的男同有可能是出于猎奇、欲望或生理需要等原因，与同性发生关系。男人性格上的随便决定了他们对性的随便，因此，男同一般都有多个性伴侣，加上男性的生理构造，肛交时直肠粘膜易破损的特点，艾滋病发病率、感染率都极高，所以，必须全程采取保护措施。另外，安全套也不是 100% 安全，仍有感染的可能性，所以定期检测也非常必要。毕竟一旦感染艾滋病毒，早诊断、早治疗才能保证更长的生命。

也是基于以上原因，男同很难有固定、专一的伴侣，大多都是露水姻缘，所以千万不要动真感情，否则后患无穷。

对于“黄氏三定律”的前两项，杨光完全认同并且严格遵循，但对于第三点，他有不同的看法，他坚持认为，男同里面也可以找到真正的爱情。为此他和老黄争论过多次，还查阅了很多资料来支持他的论点：从“战国时期的魏惠王和龙阳君”到“湖南长沙同性婚姻维权第一人”，从“马赛诸州结婚已经5年的加里和查尔斯”到“台湾蔡永康与其男友10多年的恋情”。不过，老黄总是对此嗤之以鼻，他腆着脸、叼着烟、斜着眼打击杨光的幼稚：“昨天有个人彩票中了1000万；隔壁老王的儿子完成了1个亿的小目标。兄弟，可惜不是你！这世界上有一种事件叫小概率事件，别白日做梦了！”

其实，小概率事件一旦发生，就是百分百。杨光没想到，他的美梦终有成真的一天。

那男生叫黎明，是比杨光小一年级的制造系新生。

在初秋明亮但不燥热的阳光再次笼罩校园的时候，他来到了杨光面前。杨光觉得，这是上天的赐予：般配的名字、相似的气质、共同的爱好，还有，最重要的，一样特别的性取向。

两个人很快走到了一起，黎明是江浙人，性格相对内敛，虽然年纪小一岁，但事事照顾杨光。心又细，无微不至、面面俱到。

在相识后的第三个月，他们俩在学校旁边租了间小屋子，过起了同居的小日子。杨光再也不到外面约，虽然仍和老黄一起负责俱乐部的事情，参加一些同性集会，但仅限于工作和一般交流，拒绝和任何人发生亲密接触。黎明和这个圈子本来不熟，除了上课、参加体育社团等校内活动外，基本上就只和杨光在一起。他们彼此信任和爱护，相约等到立法允许同性婚姻的那一天，成为中国第一对，或者是并列第一对合法的同性夫妻。

两条红杠

平淡幸福的小日子过得特别快，转眼又过了一年，杨光已经是大三的学生了。这一天，老黄按惯例叫杨光和他一起去 HT 机构接受一年一次的定期筛查。

“老黄，我这一年没去外面晃，都是固定伴侣，我看我就不去了吧？”

“固定伴侣怎么啦？黄氏三定律忘了？固定伴侣一样不能排除感染的可能！我说兄弟，你不会是无套了吧？”

“早就无套了，我相信他。”

“你相信他？行！我也不劝你。你就当陪我去，好吧？再说，我已经在公众号上帮你预约了，你现在又没事，陪我去一趟，顺便还可以和 HT 老师们碰碰头。”

杨光扭不过老黄。况且，几位老师的确是很久没见了，那几位老师都是杨光特别敬仰的，他们为同性恋群体的疾病防治、权益维护做了大量的工作。

打车来到，在护士那儿抽了血，到老熟人李医生那儿登记，说明近期的情况后，3 个人开始了闲聊。结果要等 15 分钟，血液需要和试纸发生反应，反应后若是试纸显现一条红杠，则为阴性，安全；若是两条红杠，表示阳性，感染。

时间到了，为了保护受试者的隐私，按规定打开结果时不能有他人在场。老黄自觉地退出了房间，在外厅等候。李医生拿过装试纸的白色包装袋，伸手将试纸从袋子中抽出。李医生脸色突然一变，双手停在半空，目光紧紧地盯着试纸条，然后看向坐在对面的杨光。

杨光心里咯噔一下，双手不自觉地抖了起来。当他看到试剂条上那炫目的两道红杠的时候，双手抖得更厉害了。四周一片静寂，除了咚咚的心跳，他似乎听不到任何声音。

是搞错了？还是在做梦？

残留的一丝理智告诉他，这是真实发生的事情。检测一向极为严谨，绝无搞错的可能。

“你不是说没有发生过高危？”李医生用尽量温和

的声音问。

“是没有啊，这一年我都是固定伴侣，他没事啊。”杨光使劲摇着头。

“你们无套？你怎么知道他没事？你 24 小时跟着他？”李医生反问。

有感染HIV的风险，
你得到市疾控中心
做确诊。
不可能感染的，
我只有一个性伴侣，
他没事。
你怎么知道他没事？
你是一天24小时
跟着他吗？
HIV 检测
阳性

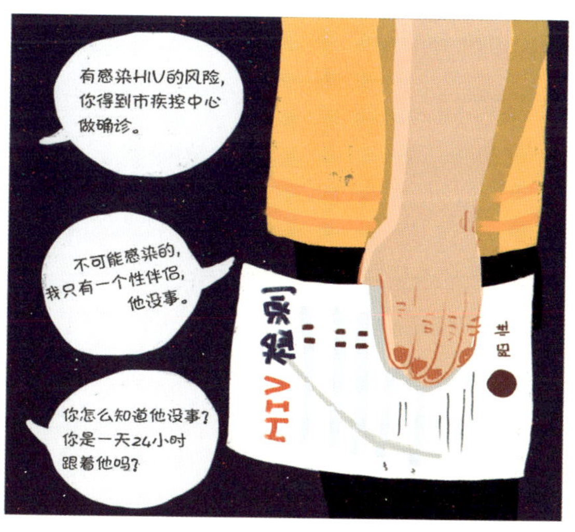

“我相信他！我相信他……”杨光的声音中透着一股毫无底气的倔强。

“好吧，”李医生叹了客气，“现在只是初筛，只能说明有感染风险，你得到市疾控中心去做确诊。不过……你最好让你的朋友也来做个筛查。”

杨光心里一团乱麻，他清楚，HT 使用的试纸精确度很高，他中奖几乎确定无疑。而让他感染的只有一个可能，那就是与他天天生活在一起的他的恋人。

他茫然地看向窗外，初秋的阳光惨白一片，没有一丝温度。他不像老黄那么“恐艾”，得了病就吃药，现代医学足以维持他的生命。

他不能接受的是恋人的背叛，甜言蜜语、山盟海誓，原来都是水中月、镜中花！还是老黄赢了，男同不能动真情。

不如让艾滋马上发作，他想，生无可恋，死了干净。

“还是可能出现假阳性，”李医生继续安慰他，“再说，你知道的，现在这个病算不上绝症。”

杨光异常地平静下来，他感觉自己的心里面下了一场刀子雨，把心剁成了碎片，被那阴冷的阳光一照，烟消云散。

“谢谢您，李医生。我会去确诊的……别告诉老黄，他恐艾。”

“你放心，保密原则我们会严格执行，不会有其他任何人知道这件事。我建议你还是可以考虑和父母商量，毕竟一个人憋着，太难受。”

杨光轻轻点了点头，走出了诊断室。

“咦！你怎么啦？没事吧？”正在外厅和护士聊天的老黄看到杨光脸色苍白地从诊断室出来，关切地问。

“没事！能有什么事！”杨光强颜欢笑，“好像有点晕血，今天不知道怎么了，闻到这消毒水的味道，有些恶心。你快去看你的结果，我就不等你了。”

……

摊 牌

回到出租屋，黎明正在做饭。看到杨光开门进来，笑嘻嘻地说："回来得正好，今天做了你最爱吃的红烧狮子头。"杨光一声不吭，绕过饭桌，径直从床底拉出行李箱，开始收拾东西。

黎明一愣，诧异地问："你怎么啦？"

杨光依然沉默，收拾的动作更快了些。

黎明皱了皱眉，走到杨光身后，轻轻推了推他的左肩，低声问："到底怎么啦？"

杨光啪地关上箱子，猛地转过身，歇斯底里地吼道："你他妈还不知道怎么啦？我感染了！艾滋！你还装什么装！我他妈真是瞎了狗眼！"

黎明浑身一震，脸色瞬间变得惨白："这不可能！这怎么可能？莫非……"

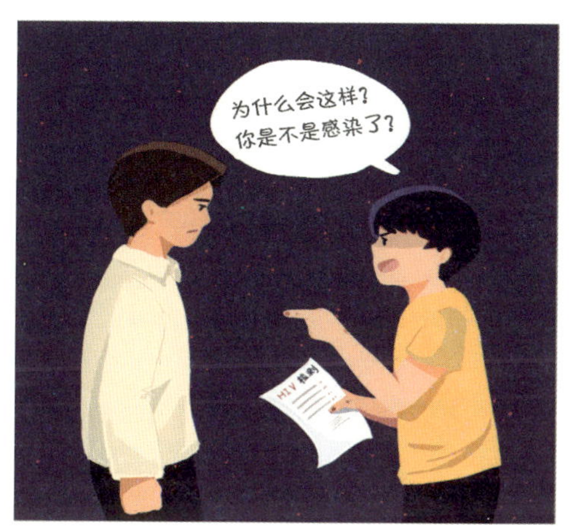

杨光冷笑一声，拉起行李箱，夺门而去。

杨光搬回了学校寝室。三个星期，他没出门，也不吃东西。黎明也彻底消失了，仿佛从来没有出现过。杨光更加肯定了他对他的背叛，以前的爱意早就荡然无存，取而代之的是无尽的悔和恨。

李医生打来过好几次电话，主要是心理疏导，也委婉地规劝他去疾控中心确诊。第四周的时候，杨光去了疾控中心，奇迹并没有发生，确诊阳性。杨光不敢告诉父母，他是家里唯一的儿子，他不敢想象父母知道后会怎样。他更不敢告诉朋友、同学，他曾经敢于当众承认自己的性取向，但他无法面对社会对艾滋病感染者的冷漠和排斥。

他开始服药，国家免费提供治疗艾滋病的抗病毒药物，鸡尾酒疗法，三四种药物混在一起吃。吃药必须定点，每天两次，早九点和晚九点，他用手机定时，提醒不要漏服。他更换了药瓶，对人说在吃保健药。服药第一周，他的身体对药物的反应很大，头晕、恶心、浑身无力，这些痛苦，进一步增长了绝望和他对这个世界的仇恨。

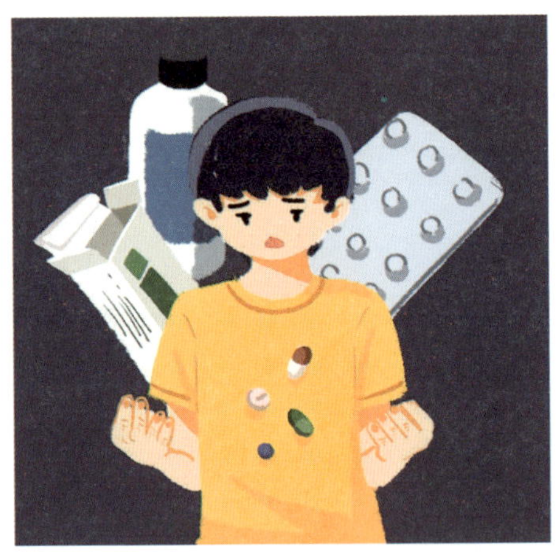

身体的毒，心理的毒

在决定公开出柜的那天，杨光绝不会想到自己会感染 HIV。更要命的是，拉他到深渊的并不是身体的毒，而是心理的毒。

服药第二周，副反应小了些，但仍然无力，他依旧躺在床上，蒙头大睡。迷迷糊糊间，他隐约听到下铺传

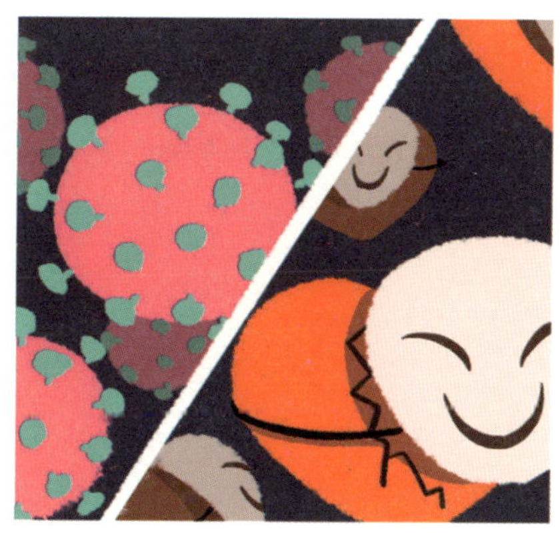

来男人的喘息和女人的呻吟声！上午 9 点刚过，正是上课时间，寝室里应该只有他一人，怎么会有这种声音？

他悄悄伸出头，往下一看，哪儿有什么女人，原来是下铺的商海正拿着个 iPad 看毛片！

看着商海狰狞的脸上勃起的青筋和薄被里套弄着的手，杨光一阵恶心："男人都他妈不是好东西！这商海换了好几个女朋友，没想到还不满足，光天化日不上课，躲在寝室撸管。真变态！男人都变态！"

一个邪恶的念头突然浮现在心头。他用颤抖的声音对着下铺说："喂，我说，一个人打飞机有啥好玩儿？要不咱俩玩玩儿？"

商海一愣，下意识说："我对男人没兴趣！"

杨光冷冷一笑，说："我对你也没兴趣。玩玩儿而已。你还没上过男人吧？不想试试？又不花钱，又没风险，你情我愿，而且，肯定比打手枪舒服。"

商海本来正在兴头上，邪火上升，再不犹豫，翻身起来，爬上了杨光的床。

一生二，二生三。一念地狱，再无回头的可能。

杨光先后与同寝室的其他两人也发生了关系。看到亲热时男人们那丑恶的嘴脸，他越发痛恨这个肮脏、虚伪的世界。

世上没有不透风的墙。这股风终于吹进了辅导员的耳朵里。可是这种事从无先例，也不可能有什么证据。再说，男的不会怀孕，没有后果，家长也不会到学校闹。于是辅导员叫来杨光，含沙射影、轻描淡写地说了几句，就把他调到隔壁寝室，不了了之。

辅导员的忽视，无形中助长了罪恶的愈演愈烈。新的寝室，甚至其他寝室也有人来“尝鲜”。杨光总以男人不会怀孕为借口，拒绝带套。那些男生不了解基本的性知识，完全没有防病意识，即使想起艾滋这码事，也觉得离自己很远，跟自己没有关系。

问题被摆上台面

那一年3月29日，海南大学思源学堂上演了一场“尺度大得惊人”的情景剧。剧中同学嘴里不断跳出来同志、艾滋等词。台下第一排坐的是彭丽媛与比尔·盖茨。作为世界卫生组织结核病和艾滋病防治亲善大使，会场上还播放了彭丽媛参与拍摄的艾滋病反歧视公益短片。

“我今天刚知道原来男男性行为也是可以传播艾滋

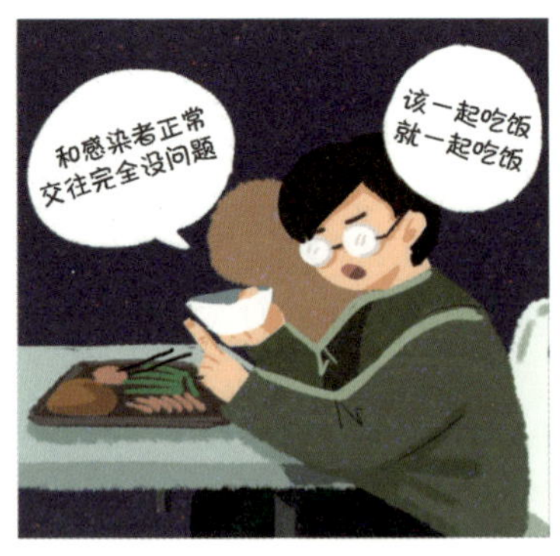

病的。”一位该校大三学生直言，“（和艾滋病感染者）正常交往完全没问题……该一起吃饭就一起吃饭。”

2017年9月5日，国家主席习近平夫人彭丽媛同金砖国家领导人第九次会晤，和新兴市场国家与发展中国家对话会外方团长夫人共同出席“‘美好青春我做主’艾滋病防治宣传校园行——走进厦门大学”活动。南非总统夫人恩盖马、几内亚总统夫人杰内、墨西哥总统夫人里韦拉、泰国总理夫人娜拉蓬参加。历史悠久的厦门大学建南大会堂气氛热烈，当彭丽媛和来宾们步入会场时，全场千余名师生起立鼓掌欢迎……

2018年11月25日，国家卫健委召开例行新闻发布会，中国疾控中心艾防中心主任、研究员韩孟杰介绍了我国青年学生目前的感染情况。“我们调查过，有过性经历的学生安全套使用率还不到40%，由于处于性活跃期，容易受到外界的影响，发生不安全的性行为，所以青年学生感染的风险还是存在的。而且近两年，每年还有3000多例的学生感染，2017年有3077例学生感染，这些学生的感染病例有81.8%是通过同性性传播的感染。”

尽管国家防艾力度一直在加大，但是，杨光那些生活在象牙塔里的同学们对这些信息仍然罔不所知。

又到了新学期开学的时候。老黄研究生毕业后，去了卫生部门的健康教育中心工作。由于高校艾滋病流行形势愈来愈严峻，国家高度重视，在老黄的协助下，学校请来了防艾的专家，为全体师生作预防艾滋的讲座。听到男同艾滋病传播的部分时，那几个和杨光发生过关系的男生紧张得手心冒汗，辅导员的眉毛也越皱越紧。

课后，辅导员和几个同学主动找到基金会的老师寻求帮助。辅导员再不敢怠慢，赶紧给学校领导做了详细汇报。随后，在严格保密的措施下，所有有过高危性行为的学生轮流到疾控中心做了检测，一个可怕的事实浮出水面，两名同学感染了艾滋病毒！

杨光涉嫌恶意传播艾滋病被公安机关批准逮捕。终因情节恶劣，被中级人民法院判处有期徒刑 10 年。

各大高校开始举行大规模的性健康及艾滋病防治宣传教育活动。

“单纯搞一场讲座，已不太能吸引大学生的注意了。”某高校同伴教育中心郭宇老师说。郭老师很想推动学校开一门青春期性教育课，但她觉得“初高中开这门课最合适”。

不止她一人感慨。“现在的学生早熟，家长也起着关键的启蒙作用，”一位沿海城市重点高中德育主任说，“我觉得以后更大的层面应该在新闻媒体上多做宣传，让人们有这个意识——艾滋病离我很近。如果我有同性性行为，我是很危险的，必须要保护好自己。”

赎 罪

又一年初秋，某监狱探视室。一身囚服的杨光和许久未出现的黎明默默地站在玻璃两侧。

杨光斜仰着头，目光透过高墙上的铁窗，看着外面高远的天空。扬声器里传来黎明断断续续的声音："你，还好吧？……我来看看你……我没想到会变成这样……是我害了你……我不是故意的……一次聚会的时候，有个人喝多了发酒疯，亲了我一口，咬破了我嘴唇，我没在意……我没做过对不起你的事。在你发现之前，我也不知道自己感染了。但是我还是觉得是我害了你，让你感染，我没脸向你解释……没想到，这样反而更加害了你……"

窗外的天空太蓝、太亮，刺得杨光的眼有些润。他收回目光，看向玻璃里清晰的倒影。那个熟悉的身影明显瘦了些，但背依然挺直。

“我毕业了，没搞专业，去了防艾 NGO 工作。我想多帮帮那些和我们一样的人，希望他们不要像我们一样……我想，救赎我们的罪……”

秋日的阳光暖暖地照在依旧年轻的两张脸上，晕起柔和的光。

（本故事情节源于真实案例，文中人名为化名。）

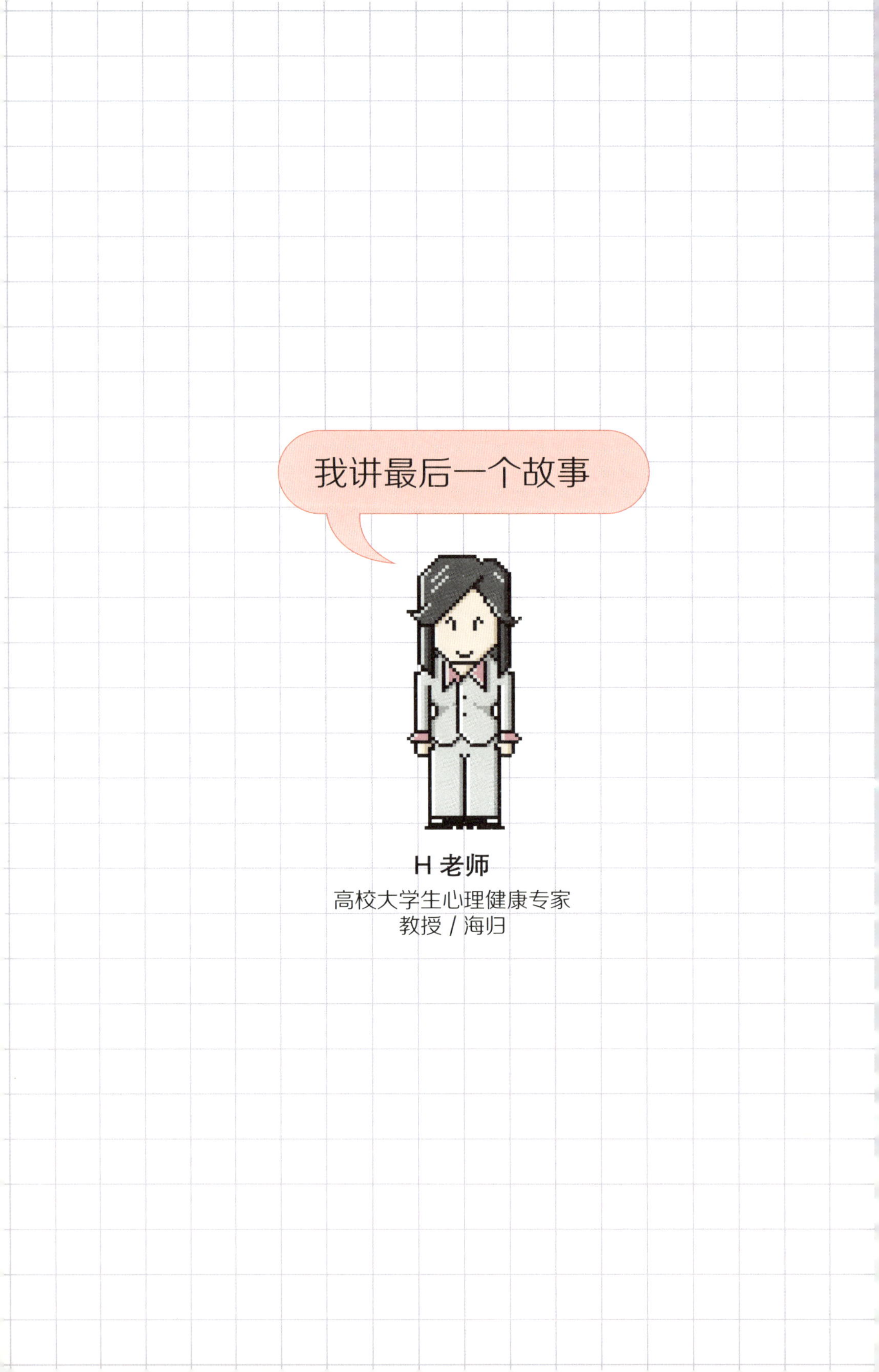
我讲最后一个故事
H 老师
高校大学生心理健康专家
教授 / 海归

STORY

8

【毒品篇】

场景再现

这事不止酒里
被下药那么简单

他第一次知道，原来茶、奶茶、酒、香烟、糖果、饮料这些看似常见的东西都有可能加入毒品或者干脆就是毒品；他第一次发现，原来身边有这么多性侵的案例，而男男之间的性侵可能比男女之间更多！

生活的出口在哪?

小 Y 最近有点烦。

眼看着兄弟们陆续找到心仪的工作，作为各方面都比较突出的小 Y，心里不急是不可能的。差一点的工作他不愿俯就，好一点的，在大学生泛滥如海的当下，又有谁愿意要一个中专生呢?

小 Y 无疑是优秀的，从小成绩好，人又长得帅，彬彬有礼，人见人爱。可惜就是命不好，出身在农村，父亲是村小的民办教师，母亲在家务农。懂事的他在初中毕业时，瞒着望子成龙的父亲，填报了省城的一所中专——经济干部管理学院。搞经济能挣钱，年轻的他觉得这个理由无比强大!

以他的成绩，考经干院自然很轻松。拿到通知书的那天，左邻右舍拎着鸡蛋、稻米前来祝贺，母亲笑开了花，父亲却躲在后院抽了一天的旱烟。在父亲的心中，儿子是要上大学的，可这又能怪谁呢？

转眼三年。三年里，小 Y 循规蹈矩、静心读书，成绩自然是极好的。谦逊而英俊的外表，加上骨子里不甘卑微的、若隐若现的清高，吸引了众多或明或暗的盈盈秋波。中专谈恋爱的情况很普遍，可小 Y 对所有的追求者一概礼貌回绝，匈奴未灭，何以家为？更何况他连请女友吃饭、看电影的钱都没有，自尊如他，可不愿意被人当成小白脸。

春节前后是找工作的黄金时节，同学们各显神通，相应找到或好或一般的工作。小 Y 想去公司，外企是首选，国企也可以接受，可现实很骨感，愿意接受他的，目前看来只有村里的会计职位。

小 Y 很郁闷，很想借酒消愁，所以同寝室最有钱的大 B 招呼大家去酒吧嗨皮时，小 Y 破天荒地没有拒绝。

酒吧里的躁动成功地激发了年轻人的荷尔蒙。

文静如小 Y 也渐渐放开，和同学们的玩笑声也越来越大，除了玩笑，自然也少不了抱怨："这个社会真黑暗……老 F 你挂了那么多科还能进银行，不就是因为你有个当行长的老爸"，"大 K 你别傻笑，你个富二代也来和我们凑什么热闹……"

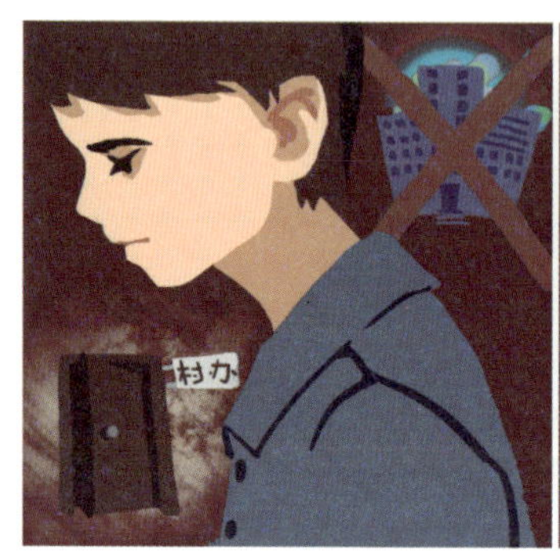

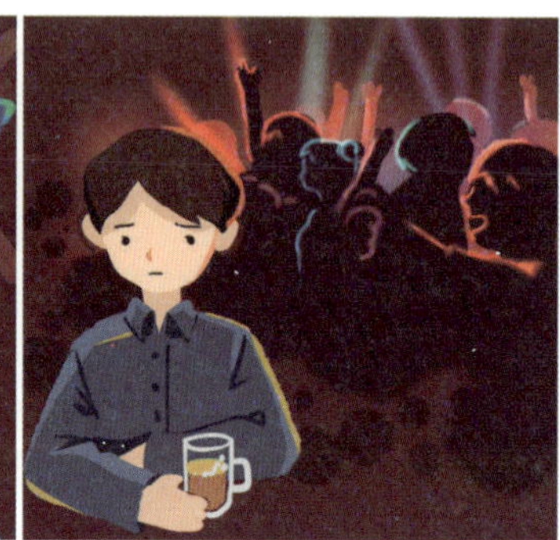

在同学眼中小Y从不喝酒，可那并不代表他不能喝。恰恰相反，从小偷喝他老爸的跟斗酒，练就了他的好酒量。于是，N轮劝与被劝，或者灌与被灌过后，所有的人都趴下了，除了小Y。他觉得有点头晕，可能是因为太久没有喝过了，不过他的眼睛依然很明亮。

“哟，小兄弟酒量不错啊！” 一个衣着很潮的男子端着红酒杯，斜靠在对面皮沙发的椅背上，微笑着看着小Y，眼睛更加明亮。

那男子二十岁出头，打扮入时却又不显浮夸，看起来干净清爽，很有点书香门第的感觉。或许是因为同学们都醉了，小Y找不到说话的对象，也或许是那男子和蔼亲切让人易于亲近，两个人很自然地聊了起来。

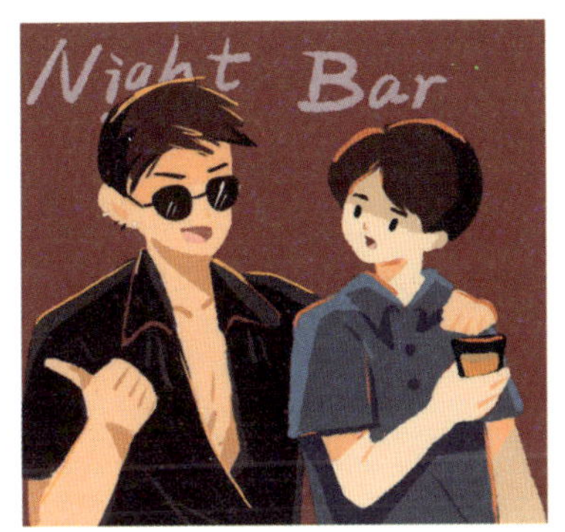

从天南到地北，从科学到艺术，从国家大事到鸡毛蒜皮，那男子去过很多地方，小Y读过很多书，于是越来越熟、相见恨晚，于是两人勾肩搭背、称兄道弟。自然聊到工作，小Y倒尽苦水，男子自然拍胸口、打包票，一力承当。巧的是那男子也学的经济，搞的金融；更巧的是，他朋友的上市公司正缺优秀的财务人员。

为了证明并非酒后胡言乱语，那男子慎重地介绍了自己，并且当场留下了电话号码。小Y觉得一切都是天意，自己当真否极泰来，这个男子——A哥，就是传说中上天派来的。

酒逢知己千杯少，人生得意须尽欢。小Y酒量的确好，怎么喝都是不会醉的；A哥倒有些不胜酒力，便先告辞离去。

一夜无话。

A 哥果然靠谱，第二天就来了信，邀请小 Y 周五晚上参加个朋友聚会，正式给小 Y 介绍工作。

奋不顾身要抓住的又是什么？

小 Y 如约来到 A 哥说的地点，一个酒吧包房。包房很大很豪华，几个衣着光鲜的男女很兴奋地热闹着。房间里烟雾缭绕，小 Y 不抽烟，但闻着满屋子的烟味，也不像平日里闻的烟味那样刺鼻，反倒有股淡淡的香味，想必有钱人抽的烟更纯。A 哥很热情地给小 Y 介绍，C 总、

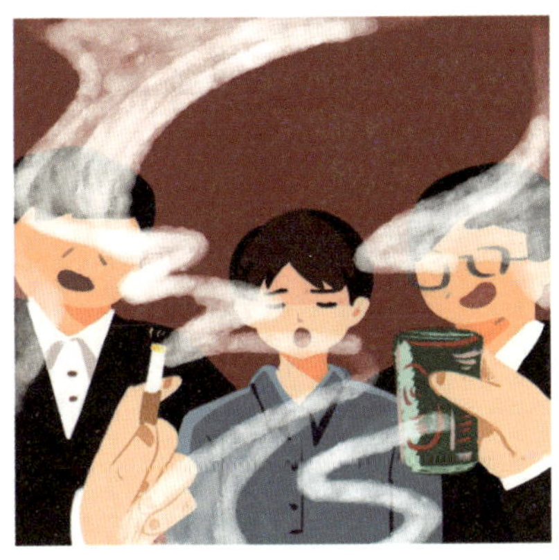

D 董、E 经理……都年轻，但都是大人物，小 Y 更觉靠谱，赶忙从随身的书包里往外掏简历。

A 哥哈哈大笑，拍着他的手背说：“别急别急，先给老总们敬酒，老总们喝好了，你那个是小事。” 小 Y 又赶忙拿酒杯，斟酒、敬酒，走了一圈。

轮到敬 A 哥，A 哥不知从哪儿端了杯酒递到小 Y 手里，说：“你酒量好，今天咱们喝这个，洋酒，够劲。”小 Y 没喝过洋酒，但也不惧，再有劲的酒也比不过父亲喝的跟斗酒，那酒可是一点就着啊。

小 Y 端着酒杯，豪气干云：“哥，真不知道怎么感谢您！滴水之恩，涌泉相报！啥都不说了，都在酒中，先干为敬！”洋酒的味道怪怪的，但小 Y 还是一口干了个底朝天。A 哥看着小 Y，微笑着，眼睛还是那么明亮，甚至更亮了。

“传说中洋酒后劲大，原来是真的！”这是小 Y 醉得不省人事，失去意识前的最后一个念头。

迷迷糊糊不知时间过了多久，只觉得全身忽冷忽热，一会儿如在云端，浑身舒泰；一会儿如处地狱，万般煎熬。接踵而至的是眩晕感，仿佛坐着过山车，一头扎进浓雾似的黑暗。

也不知在黑暗中沉沦或者挣扎了多久，眼前渐渐明亮直至白晃晃一片。小 Y 努力地将沉重的眼皮撑开一条缝，疑惑地打量着四周。惨白的阳光从一幅厚重窗帘的夹缝中愤怒地挤进来，刚好照着他的眼。他费劲地挪了一下依然沉重和眩晕的头，以避开刺眼的阳光。他看见吸顶的塑料吊灯，看见暗黄的边缘有些翻卷的墙纸，看见墙壁上挂着的液晶电视机和胡乱塞在电视和墙壁夹缝中的机顶盒。于是他意识到这是一个酒店，而他正躺在酒店房间里硬邦邦的床上，全身酸软，一丝不挂！他一个激灵，无数信息铺天盖地地涌进脑海。酒吧、聚会、洋酒，还有那双明亮得如同狼一样的眼睛。然后他意识到肛门传来的疼痛，看到了白色床单上斑斑点点已经干涸的乌红的血迹。他明白了，却依然不敢相信，他下意识地掏出手机一遍遍拨打 A 哥的电话却无人接听。他有些愤怒，有些怨恨，更多的是恶心。是的，真恶心！他趴在床边剧烈地呕吐，从空空如也的胃里挤出绿黄的胆汁。

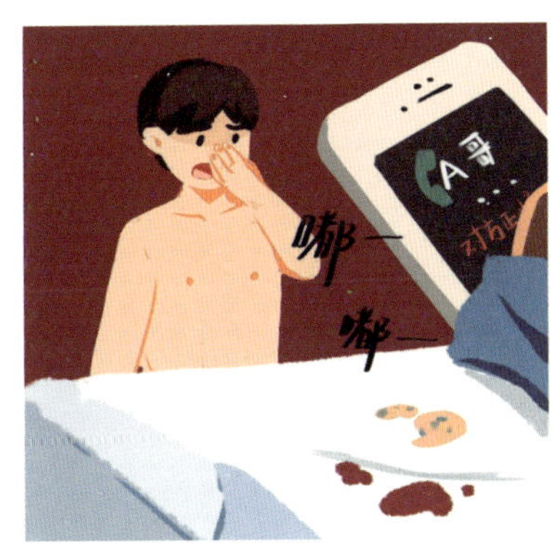

苦，好苦，真的很苦！

掉进陷阱时，最清楚什么才是希望

接下来的几天，小 Y 再没心思想工作的事情，他也没再给 A 哥打过电话。他上网查了很多资料，确认自己喝的酒里被下了药。

他第一次知道，原来茶、奶茶、酒、香烟、糖果、饮料这些看似常见的东西，都有可能加入毒品或者干脆就是毒品；

他第一次看到视频里吸了毒的男子六亲不认地把砍刀架在四岁儿子的脖子上，对着一片空地咆哮；

他第一次发现，原来身边有这么多性侵的案例，而男男之间的性侵可能比男女之间更多！

小 Y 对学校的性教育有些抱怨，假如早点知道这些，自己可能会提防些。可世上哪儿有假如？只能自认倒霉呗，权当被狗咬了一口。

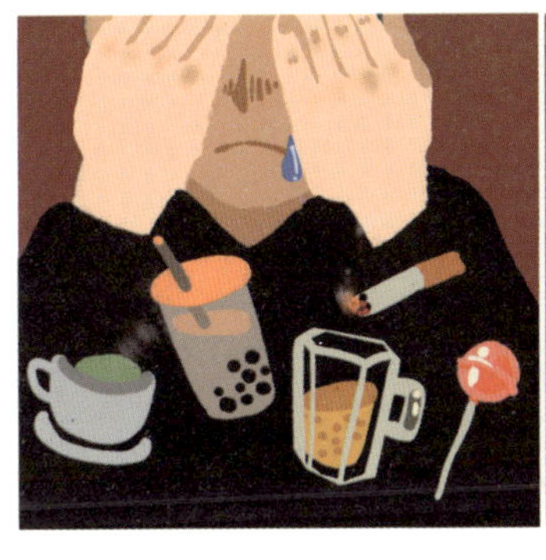

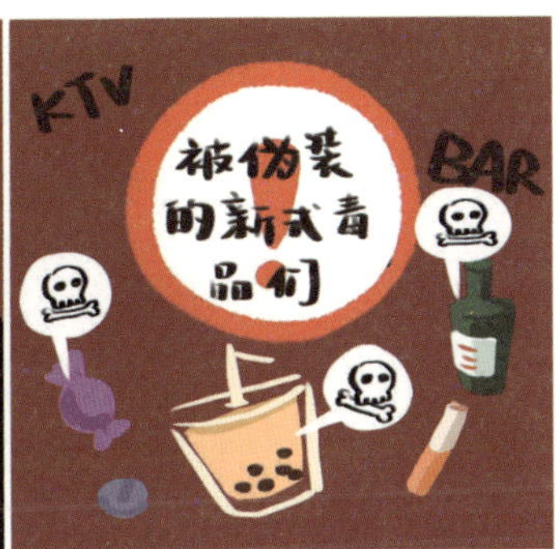

当小 Y 决定把这件事情归为意外，扫进历史的垃圾堆时，他没有想到，命运和他开的玩笑才刚刚开始。

三周后，从不生病的小 Y 开始发烧，低烧。他试图说服自己只是感冒，可心底隐藏的那丝阴影却越来越浓，挥之不去。在查毒品和性侵资料的时候，他不止一次看到那个恐怖的词：艾滋。

可能是因为害怕，也可能是觉得自己不会那么倒霉，他每次都刻意地回避并安慰着自己。男男性行为艾滋病的传播率是很高，可是那个 A 哥看起来也很健康啊！

内心的恐惧和焦虑促使小 Y 买了两盒艾滋病毒快速检测试剂盒。试剂条上两道鲜红的色带，仿佛死神的镰刀在他苍白的脖子上割裂出的血痕。

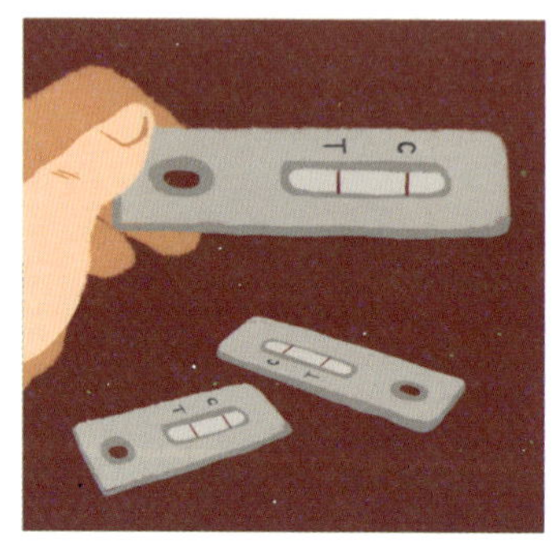

小 Y 彻底崩溃了！脑子里乱糟糟的，各种记忆的碎片像被撕扯开一般布满棱角。过去在这一刻真的成为过去，骄傲不再，等待他的将只有羞辱和排斥，如果他还有勇气活着的话。这个世界遗弃了他，他唯一能做的，似乎只剩下遗弃这个黑暗的世界。自尊如他，怎能残缺地活着？

可父母怎么办？失去唯一的儿子，他们怎么活着？还有，真的好想再听听父母唤一声自己的小名啊。

当父亲的声音在电话那头响起的时候，小 Y 放声大哭。

父亲的声音有些颤抖，小 Y 能够听出父亲声音里的焦急和心痛；但父亲的声音也很硬，像一把刀，他说："孩子，有时候活着比死去更需要勇气！"

第二天凌晨四点，父亲像一把刀一样站在了小 Y 面前。从数百公里外的农村半夜赶过来，需要经历的困难，在这把刀面前不值一提。

父亲布满血丝的眼里看似风起云涌，可小 Y 看到了里面的平静和刚毅。他知道，父亲又一次在为他作出表率。

父亲说：“这病能治，死不了！你的路还长。国家扶贫政策好，家里多种了几亩核桃，娃儿读书还有补助。我想好了，明年送你上大学。等天亮了咱们去疾控，先把药开了。”

小 Y 看着父亲，轻轻地点了下头，说：“等天亮了，我要先去趟公安局。”

父亲笑了，眼里却闪着泪光。

泪光很亮，因为天真的亮了。

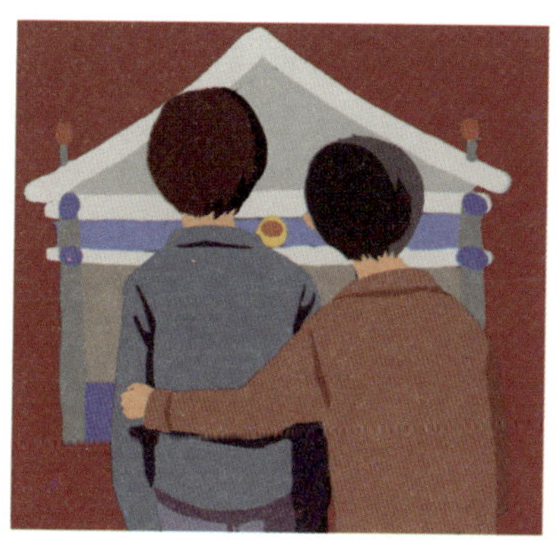

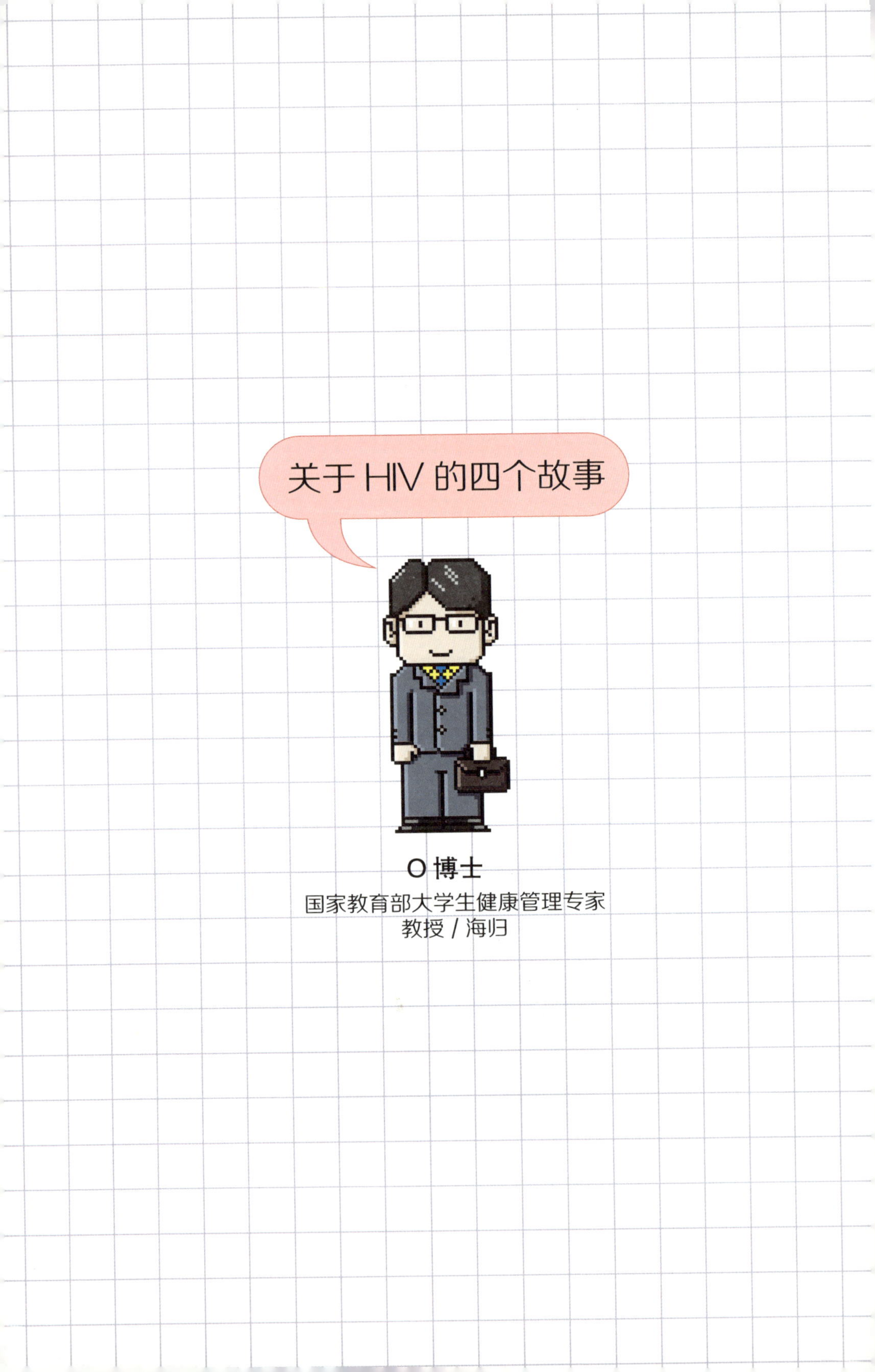
关于 HIV 的四个故事
O 博士
国家教育部大学生健康管理专家
教授 / 海归

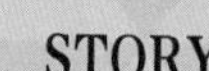

9

【阻断篇】

场 景 再 现

16 小时惊魂阻断记

阻断药我也知道，但是从没用过，因为一直觉得自己的自我保护万无一失。可是，出来约，迟早是要还的。阻断是没有办法的办法，永远记着要戴套。

一位 GAY 深柜的遭遇

最近网上突然出现了很多关于艾滋病阻断药的报道，感觉世界上有了“后悔药”“救命药”，前几天还听到一个基友说：“现在好了，约也不怕了。”考虑再三，决定讲一讲我寻找阻断药的亲身经历。

艾滋病阻断药其实不是什么新鲜东西，国外有、国内也有，一般人了解不多，可能连很多医务人员都不知道，不过在我们这个圈子里，这东西早就不是什么秘密。没错，我是 GAY，深柜。不敢公开身份，因此要找一个固定伴侣几乎不可能。都是上网找，看过照片后再决定约不约。有第一次见面就上床的，也有熟悉一下再约的，看感觉。也有合得来的，就多约几次。

男同 makelove 很容易中招，因为肛门很脆弱，容易破裂，很容易感染 HIV，所以约的时候，一般三大法宝随身带：快测试剂、套套、润滑液。见面先检测，即使阴性也全程带套，因为可能是窗口期，这个不多说，“同志”都该了解。阻断药我也知道，但是从没用过，因为一直觉得自己的自我保护万无一失。可是，出来约，迟早是要还的。

去年认识了F，也是网上认识的，很聊得来，第一次见就已经觉得认识了很久，是我喜欢的类型。那天并没有立刻开房，感情却迅速升温，有越来越离不开的感觉，吃饭、睡觉都惦记着。他先说的爱我，我第一次有了恋爱的感觉。

半年前，他提出周末去一个风景区玩儿，我想都没想就答应了。于是订旅馆、买东西……快测试剂是药店买的，TT买了一打，润滑液是自热的。辗转一天才到的酒店，也没觉得累，匆匆吃了晚饭，直奔房间。快测试剂拿出来的时候，F的脸色有点变，埋怨我不相信他，不相信我们之间的真爱。说实话，我当时有点心虚、有点感动，完全没有了以前理直气壮的感觉，真的，爱情完全可以让人丧失理智。我同意了，但还是坚持戴套，一是毕竟卫生，二是心理上不能接受不戴。

过程中发现他把套取了，当时心里咯噔一下，但是箭在弦上，骑虎难下。结束后我质问他为什么取套，他突然变得很沉默。说实话，当时他要是说几句软话，说不定我就原谅他了。现在想起来，后怕不已。他不同寻常的沉默让我有了不祥的感觉，我开始逼问他，或许他的良心被狗吃得还剩下一口，也或许他对我并非全无感情。不管怎样，在我的再三逼问下，他承认感染了 HIV，确诊的时候，正是认识我的时候。

我明白了，我是他恶意传播的第一个猎物。

我简直不敢相信现实，头晕晕的，像做梦一样，前一秒还抱有无限美好幻想的人，瞬间变成把自己推下悬崖的人。我强迫他检测，两根红线击溃了我最后一丝侥幸！

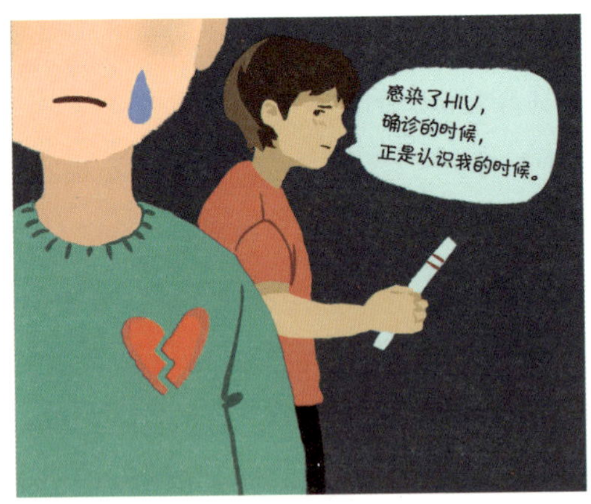

48 小时生死时速间

我想起阻断药，最后的救命稻草！

我清楚地知道阻断药不是 100% 有效，但是，那个时候，死马当作活马医，没有办法的办法啊。阻断药在 2 小时之内服用效果最好，虽然国外也建议 72 小时之内都应该服用，但显然服用时间越早，阻断的可能性越大。

时间就是命啊！而且，阻断药不是什么医院都有！顾不得收拾，我拿了钱就冲出了房间。那时已经是晚上 10 点的样子，我找到旅馆老板，说自己需要马上去当地最大的医院 —— 市人民医院！老板一头雾水，或许是看到我神色狰狞，也没多问，直接说太晚了，只能包车。我二话没说，掏出 200 块钱递给他。

车了在漆黑的山路上飞驰，我求着司机开快一点。1 个小时的路，感觉开了 1 天。车上我不停地告诉自己，到医院就好，吃到药就不会感染的，镇定一些。途中在手机上搜索阻断药的资料，很惊讶地发现即使在圈子里，关于获取阻断药的途径的信息也不多，介绍的有，但是真正用过的人并不多。看到有人说许多医院都没有阻断药，有人说经历了高危行为之后无法顺利取得药物的经历，我心里开始发慌。不过还算镇定，毕竟我去的医院也是一个二线城市三甲医院。

70 分钟后到达了该市最大的综合医院，门诊关了直奔急诊。急诊大厅很高大上，人也很多，我心里稍微安定了一些。急急忙忙来到接诊台问护士："请问有没有阻断药？"小护士满头雾水："啥？阻断药？阻断什么？"我说："就是……那个……高危行为之后的阻断……预防艾滋的……"小护士听懂了，但显然不知道这个药："有这种药么？要不你先去问问急诊内科的医生？那边第二间诊断室。"

诊室里面大概有二三十人，一圈圈围着两个医生，好不容易挤到前面，找了左边那个和蔼一点的医生，也顾不得当着所有人的面暴露隐私，只能呵呵了："医生，有没有艾滋病阻断药？就是高危行为之后，预防感染艾滋病的。"医生想了想："阻断药？预防艾滋？艾滋能预防么？老李，你知道吗？”对面那个姓李的医生：“阻断艾滋？免疫球蛋白吗？”我开始崩溃：“不是球蛋白，是阻断药，三种，两种好像也行……”“没听说过，要不明天去疾控中心问问？艾滋病归他们管。”

失望地走出喧闹的市医院，在寂静的小街上，我不知该往哪里去，2 小时的黄金服药期已经过了，但还在 48 小时内，还有希望，如果争取 24 小时内，成功率也还是不低的。晚上疾控中心肯定没人，这个在网上已经确认了。与其在这儿坐等，还不如连夜赶回省会城市，天一亮就去省医院和省疾控看看。第二天是星期天，省疾控还不知道开门不开门，但省医院至少是要开的。

我不能轻易放弃！跳上一辆出租车，目的地省医院！凌晨 5 点赶到，出租车费 600 多。门诊没开始，还是急诊，管理很规范，要挂号，要排队，我像热锅上的蚂蚁。边等边祈祷，6 点过后好不容易等到就诊，省医院的医生的确不一样，一听就知道，但还是没药。医院的药都是给医生预防万一的，不对外销售，他建议我去省医学院附属医院看看。

心里已经快崩溃，强撑着让自己再上出租车，已经不抱任何希望，只能两手准备，一边和司机说去省医学院附属医院，一边打开手机订上海的票。按照网上帖子的信息，上海公共卫生临床中心有这个药，当天飞过去，运气再差，第二天上午应该可以拿到药，48 小时的最后期限还赶得上。

到了医学院附属医院，预料之中，他们也不对外销售，但不知是我的祈祷起了作用，还是附属医院的医生的确牛，我获得了一个非常有用的信息，据说市传染病医院肯定有这个药，而且对外提供！

感谢上天，感谢医生，我没有去上海，在中午 11 点，也就是“高危性行为”后 16 小时开始第一次服药。服药要连服 28 天，不能断，断了前面就等于白吃。药价 3960 元，加上各种车费、机票退票费（因为过了登机时间，退票费超贵），一下埋了 6000 多进去。一点没心疼，保命要紧。接下来是药物副作用，和网上其他帖子说的差不多，主要是嗜睡和晕眩，我的皮疹也很厉害。28 天下来，死了一次的感觉。

这还没完，1 个月、2 个月、3 个月、6 个月，4 次检测，每次检测都像去了一次鬼门关，因为阻断是有可能失败的……直到最后一次阴性，确定阻断成功，我像是死里逃生一样哭了两个小时。

连服28天，
断了前面就等于白吃。
接下来是药物副作用，
28天下来，
死了一次的感觉。
16h

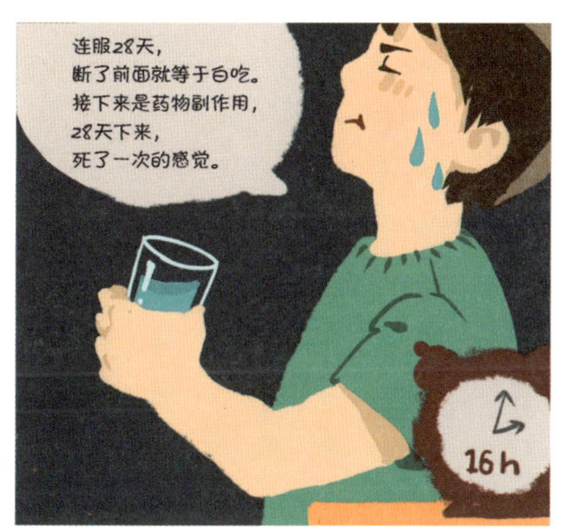

我没再见过F，确定阴性后，给他发了微信，告诉他：“恶意传播，是违法、是伤天害理的事，就算逃过报应，你也难逃临终时良心的谴责。现在我不恨你，但希望你别再恶意传播，配合医生治疗还能延长你的寿命，要是再伤害其他人，你就是真地在毁别人、毁自己。”

不再约了，再喜欢的都不约了，这样的经历不想再有第二次。即使全程带套，万一遇到居心不良的呢？万一破裂了呢？万一没发现呢？万一阻断失败呢？太多的万一，都是生命中不能承受之重。

从此以后，能健康地活着，每一天都像是赚回来的。

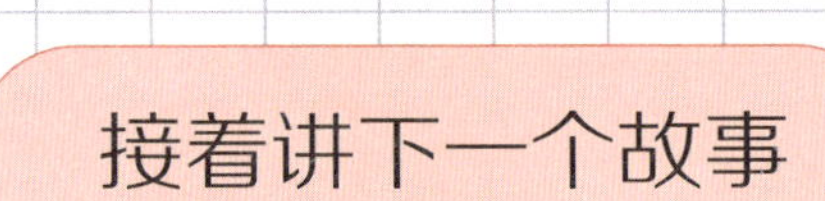

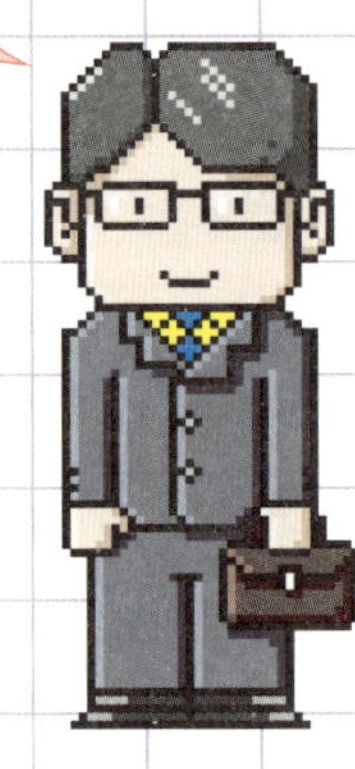

O 博士
国家教育部大学生健康管理专家
教授 / 海归

STORY

10

【检测篇】

场 景 再 现

那一夜无套了
现在怎么办？

你能及早检测出来，是不幸中的万幸，老天给我们两次生命的机会，第一次是拒绝无套，第二次就是及时检测。

拒绝无套 + 及时检测

小林（化名）是一家艾滋病咨询机构的咨询员，他的工作是帮助被艾滋病困扰的求询者重建信心，帮助他们坚强而有尊严地活下去。

这天，一个高高大大的男生走进咨询室。

小林："请问有什么需要帮助的吗？"

男生："有一个问题想问您，两个月前，我有过无套经历，现在挺害怕自己感染 HIV，现在我该怎么办？"

凭经验，小林感觉到这是一个大学生。

小林："在学校里学习过艾滋病的传播途径和防护知识吗？"令小林意外的是，年轻人对此很清楚，但却认为"学生不接触社会，总体上很'干净'"。

男孩说："在学校有几个固定的性伙伴，因为认为学生不大与社会来往，不会有传染病，所以没戴套。"

当检测出 HIV 抗体为阳性时，男孩瘫坐在地上，痛哭流涕。

做咨询的这些年，木木一年要接待数百名咨询者，看尽了人间的悲欢离合。

他想等男生过了崩溃期，再告诉他：你能及早检测出来，是不幸中的万幸，老天给我们两次生命的机会，第一次是拒绝无套，第二次就是及时检测。

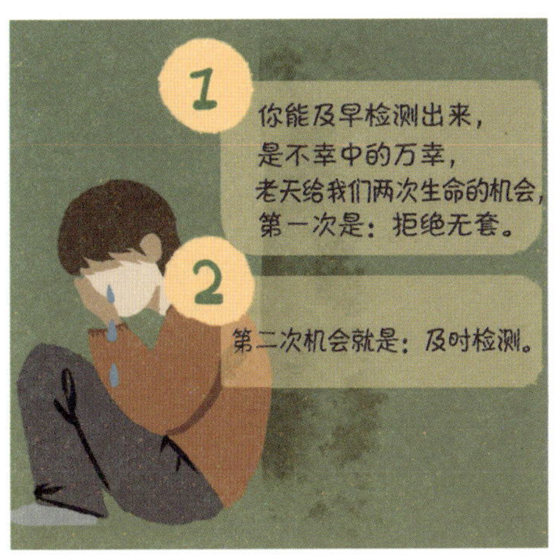

可怕的卡波西

几年前，小林认识一个感染者，叫 A。初识 A 时，A 已经感染几年了，是因为卡波西肉瘤才发现的艾滋病。由于发现感染 HIV 的时候比较晚了，短短几天的时间里，A 瘦了近 30 斤。

A 有一个年迈的妈妈，入院后，他妈妈告诉志愿者，他现在吃什么吐什么，根本吃不了东西。

当时，志愿者还说，可以试试用五谷磨成的粉来冲服，还答应下次去超市给他带。

第二天，还没来得及去超市，他的妈妈来到办公室，特意叮嘱志愿者别花钱了，他可能坚持不了多久。

当时在办公室，还有几个朋友在那里热烈地交流，听志愿者跟他的妈妈说如何办理后事的时候，他们立刻回归了宁静。

志愿者说，最难受的是，A 的妈妈向志愿者表示感谢时，眼泪不断流下来。一个典型的脸朝黄土背朝天，一辈子劳作的农村妈妈，泪水流进脸上的皱纹，不断地淌下来……

A 的妈妈走后，那些小伙伴不约而同地转过头来，急切地问志愿者自己的情况，志愿者告诉大家：你们是安全的，因为你们现在已经很幸运地开始了抗病毒治疗，至少，不会被卡波西困扰。

那天夜里，A 的妈妈告诉志愿者，他在夜里吐了半洗脸盆的血，然后离开了。

目前，中国仍有超过三成艾滋病感染者未被发现。艾滋病位居传染病死亡第一位。忽视检测，耽误治疗，是导致感染者病情恶化与 HIV 蔓延的重要原因。

中国各省经验已经证明了在确诊感染艾滋病病毒后马上开始抗病毒治疗的有效性。例如，广西试点成功将诊断到治疗的时间缩短，从而将艾滋病相关的死亡减少了三分之二。

推广尽早检测，将降低艾滋病的死亡率，也将有利于遏制艾滋病的传播。

小林安慰好男生，让他随时和自己联系。

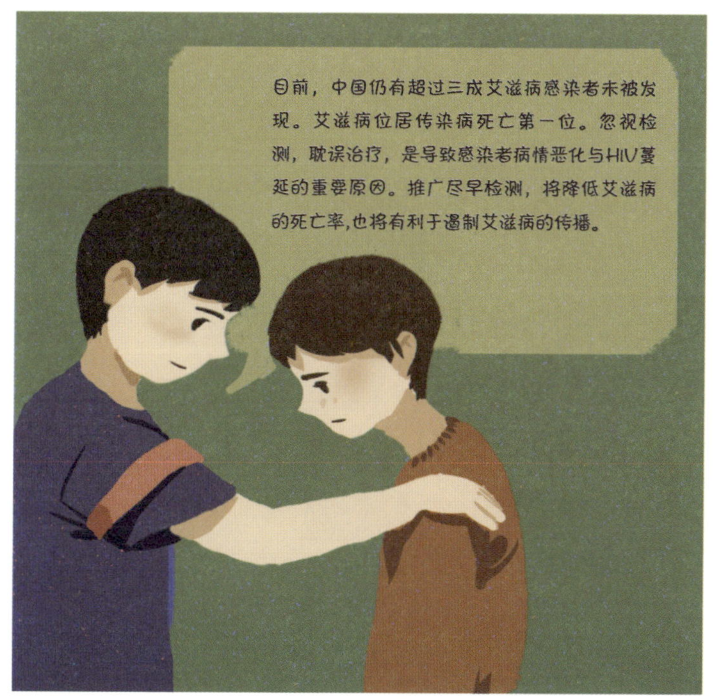
目前，中国仍有超过三成艾滋病感染者未被发现。艾滋病位居传染病死亡第一位。忽视检测，耽误治疗，是导致感染者病情恶化与HIV蔓延的重要原因。推广尽早检测，将降低艾滋病的死亡率,也将有利于遏制艾滋病的传播。

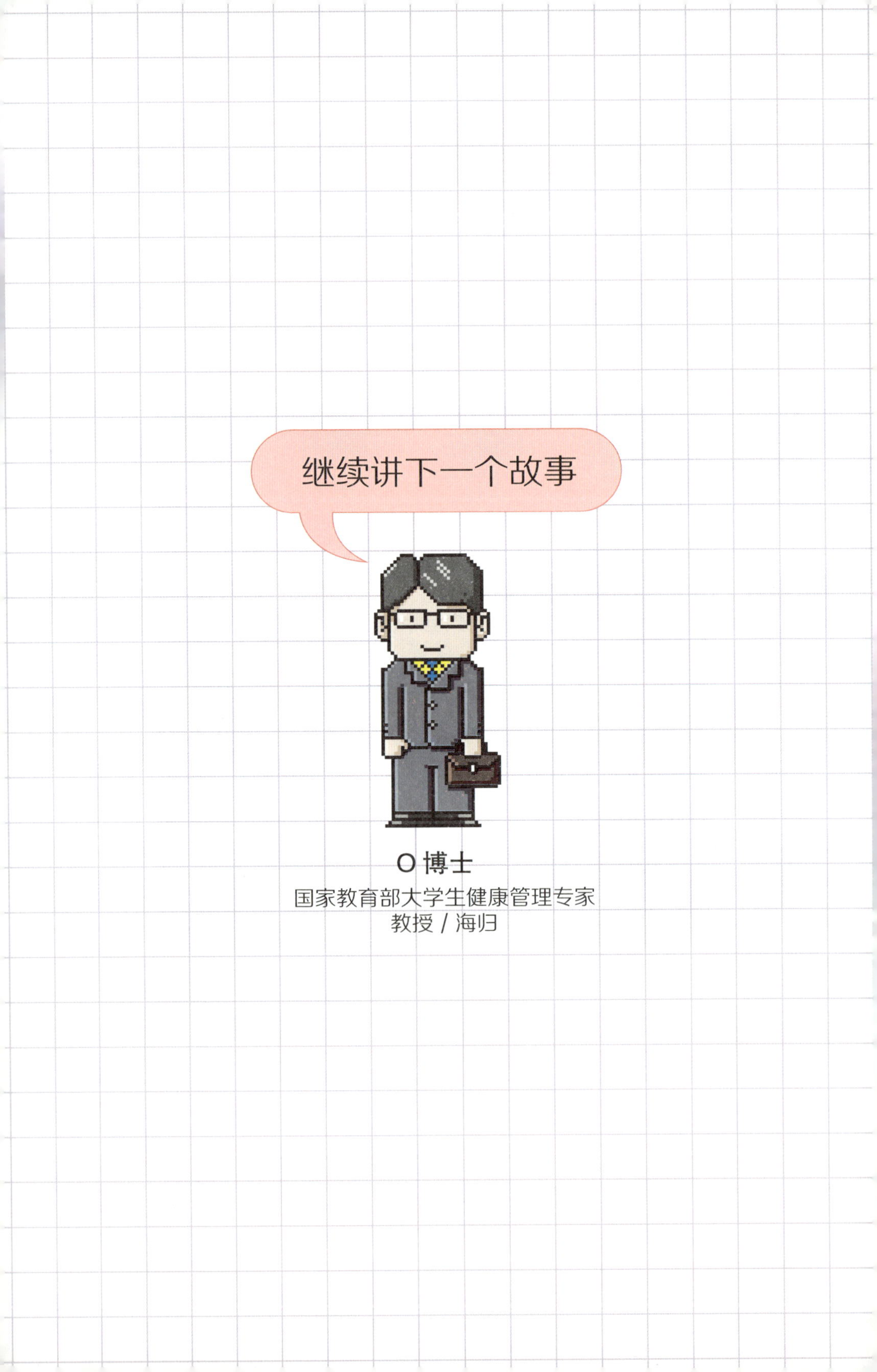
继续讲下一个故事
O 博士
国家教育部大学生健康管理专家
教授 / 海归

STORY

11

【恐艾篇】

场景再现

连和感染者游泳都怕？是时候做科普了

你只要能和身边的人宣传普及防艾基本常识，促使他们产生预防的行为动力，也是在消除恐艾心理和反对歧视，这就是在帮人，就是在做公益。

防艾常识 123……

邱峰是一名艾滋病咨询员，在他的咨询工作中，曾经遇到过一个男大学生。他叫小磊，正在读大三，大二时的“约炮”经历，让小磊成了一名恐艾患者。

大二上学期，小磊约过几个女生。每次发生性关系，小磊都戴了套，但是在 12 月学校举办的一次防艾科普活动上，小磊第一次知道：除了无套是高危行为，多性伴侣也是高风险行为。

那段时间小磊正好感冒，咳嗽发热，上网一查，很多症状和 HIV 相似，小磊一下子就慌了，不停地查相关信息，越查越恐慌，看到咨询员邱峰的联系方式，马上找到邱峰咨询。

听说有窗口期，要确诊必须等待，小磊几乎要崩溃了。

等待的两个月里，小磊数不清有多少个夜晚在床上失眠，两个月去医院检测了三次，直到第三次，确诊为阴性，他才松了口气。那天下午，小磊是跑着去找邱峰的，一见到邱老师，还没开口就抱着他大哭了一场，哭完之后，小磊仿佛得到了重生，看所有事都是开心的。

离开咨询室时，小磊心里默默许愿，以后要多做善事，才对得起这份幸运。这之后，小磊再也没约过任何女孩，只希望能踏踏实实交个女朋友。

一转眼就到了大三，初夏的空气逐渐闷热，小磊也开始每天都去学校游泳池游泳。

这天傍晚，小磊在食堂电视上看到新闻，新闻上说，艾滋病已经蔓延至校园。在小磊学校所在的省份里，全省没有一所高校幸免，每所学校都发现了艾滋病感染者，只是国家有保护条例，只会对学校通报感染人数，不会告知是谁感染。

虽然事情已经过去快半年，一看到这些新闻，小磊还是心有余悸，这一次他担心的是：如果学校里有感染者，那和 ta 在同一个泳池游泳会不会被传染？在同一个食堂吃饭会不会被传染？

想到这些，小磊又开始慌了。

第二天一早，小磊就骑车去了邱峰的工作室。

邱峰把不会感染的行为和会感染的行为，给小磊做了详细的解释：

一、这些行为不会感染 HIV

1. 和 HIV 感染者在同一个泳池游泳。

2. 和 HIV 感染者共餐，在同一个盘子里夹菜。

3. 和 HIV 感染者使用同一个马桶。

4. 被叮咬过 HIV 感染者的蚊子叮咬（量达不到感染）。

5. 和 HIV 感染者拥抱、握手。

6. 和 HIV 感染者在同一个教室上课。

7. HIV 感染者打喷嚏、咳嗽的唾沫星，不会造成 HIV 病毒在空气中传播。

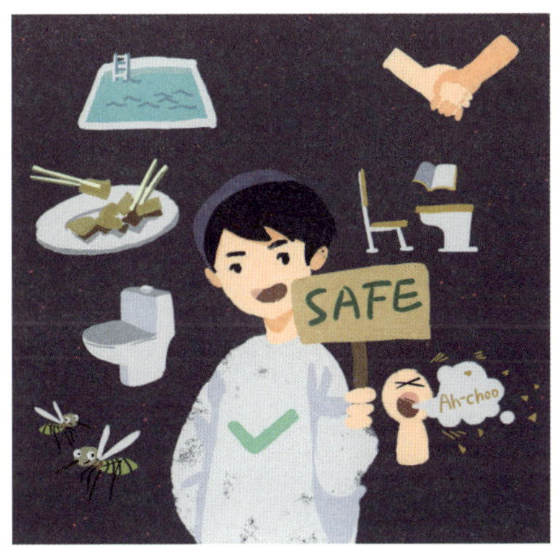

二、这些行为是感染 HIV 的高危行为

1. 性行为时不戴安全套（包括阴道交、肛交、口交、手淫时手上沾了 HIV 感染者的体液）。

2. 两个或多个男生之间共用刮胡刀。

3. 吸毒共用针具。

4. 公共场所共用剃刀、修脚刀等（例如理发店、洗脚房）。

5. 在无证摊点、黑诊所打针、输液、拔牙、纹身等（所有会导致身体出现伤口的行为，比如在口腔黏膜破损出血时共用牙刷）。

听完邱老师的科普，小磊松了一口气。

邱老师："这些其实是应该对每个人普及的常识，只有懂得知识，才不会有不必要的恐惧，这样整个社会的防艾工作才能推进，而且也会消灭歧视。你现在知道这么多，都可以当一个志愿者了。"

小磊："我当志愿者？"

邱老师："对啊，当志愿者不一定要穿个马甲挂个牌子，你只要能和身边的人宣传普及防艾基本常识，促使他们产生预防的行为动力，也是在消除恐艾心理和反对歧视，这就是在帮人，就是在做公益。"

小磊："这样真的挺有意义，我也很想做，但是艾滋病这个课题涉及很多知识啊，我能胜任吗？"

邱老师："你不需要了解那么多知识，只需要弄清楚‘如何预防’这一个点，已经足够你保护自己和帮助他人了。换句话说，你只要能帮助他人认识到安全套的重要性，促使他们每次都戴套，你就已经做了一个善举。”

小磊：“太好了，您给我一套资料吧，我再仔细看看，今天回宿舍我就可以和室友们聊。”

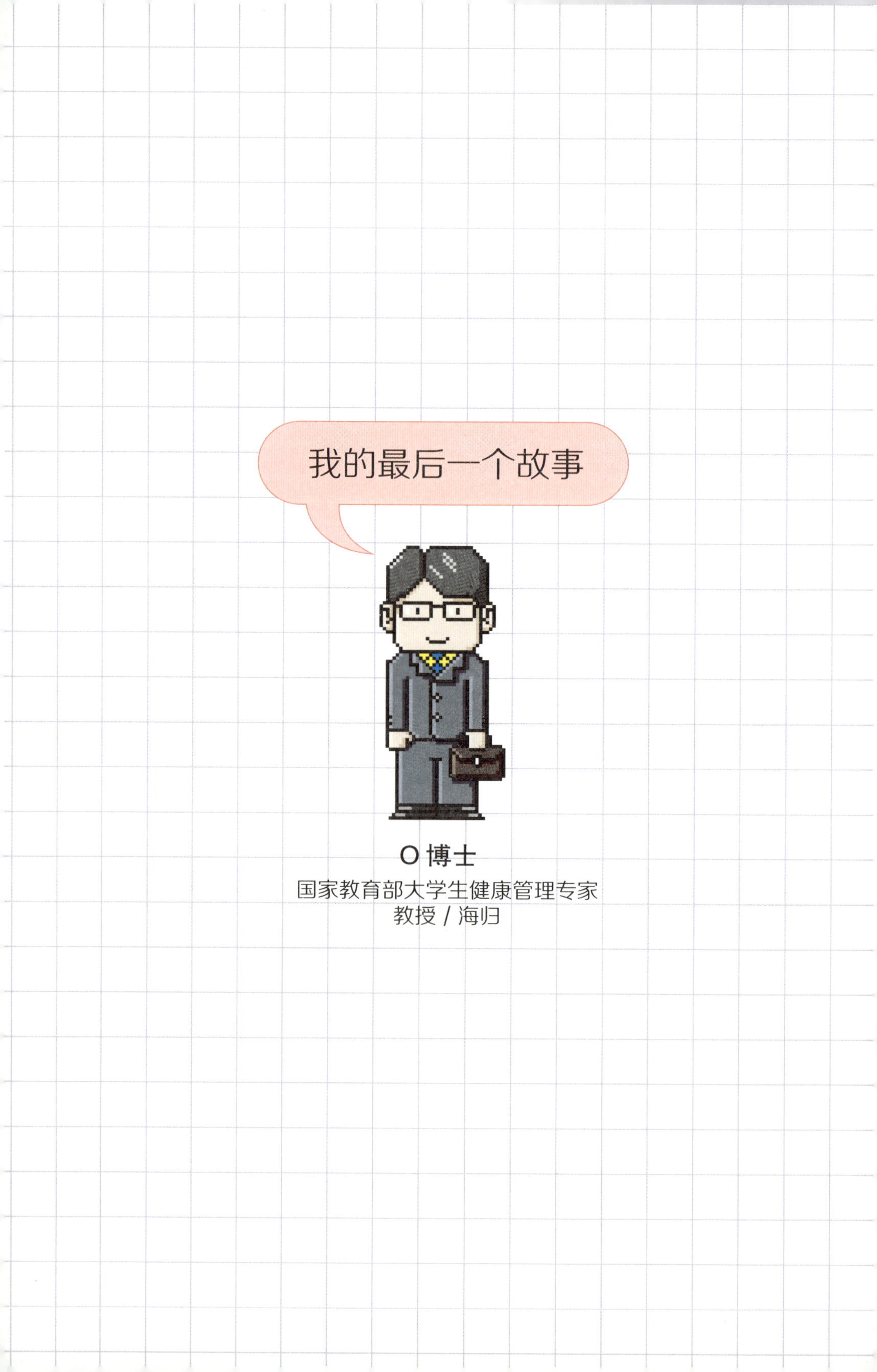
我的最后一个故事
O博士
国家教育部大学生健康管理专家
教授 / 海归

STORY

12

【治疗篇】
场景再现

感染者老张的故事

爱，是治疗艾滋的最好的药。

没有爱，有再好的药都没用。

感谢他们……

爱的力量使我重新站起来

张勇（化名），男，现年 41 岁。1995 年赴美留学期间感染艾滋病毒，2004 年归国。现居上海，公司高管，业余时间积极参加防艾宣传等公益活动。目前精力充沛、生活稳定，身体各项指标正常。在参加完一次宣传活动后，他接受了志愿者的采访，以下是他和志愿者的访谈实录。

志愿者（以下称志）：“张先生，您好！”

张勇（以下称张）：“您好！”

志：“非常感谢您来参加今天的‘爱的路上送健康’防艾宣传活动，也非常感谢您接受我们的采访。说实话，我们都非常佩服您的勇气。作为一个感染者，能够像正常人一样生活已经很不容易，是什么促使您站出来，直面社会的风雨？”

张：“总得有人站出来吧？（笑）我想，我不是第一个，更不会是最后一个。站出来的人越多，我们这个群体所面对的压力就越小，所以我觉得这是我的一种责任。”

志：“可是这意味着您个人要承受更多的压力，社会、同事、朋友、家人，这些您想过吗？”

张：“想过，当然、肯定！如果没有朋友和家人的支持和理解，或者更深层次应该叫做‘爱’，别说站出来，或许我都不能活下去！我应该在上个世纪，嗯，大概是 1998 年，就已经离开这个世界了。”

志：“1998 年，您是指感染的时间吧？”

张：“对。那时我在美国。我是 1995 年高中毕业后出的国，家里经济条件还行，自己成绩也不错，就出去了。20 世纪 90 年代出国留学还是挺牛掰的，意气风发，前途无量的样子。读书时认识了一个女孩，ABC（美国出生华人），国外的华人圈子就那么大，因为文化的原因，找对象还是不习惯找老外，于是很快就恋爱了，大概一年后就同居。然后 1998 年的时候，她说她感染了，然后我也查出是阳性。”

志：“听说美国的性教育都是很普及的，你们没有采取防护措施么？很抱歉提及您的隐私，您可以不回答。”

张：“没什么。美国的性教育的确比国内要更普及些，一般肯定会带套。但我们是比较固定的恋人关系，说实话，我也是奔着结婚去的，所以也没那么在意，特别是在安全期，有些时候也没用。”

志：“您恨她吗？”

张：“当时肯定恨啊，被欺骗、背叛。但现在我还挺感谢她，毕竟她没有继续隐瞒。”

志：“您说得很简略，但我想当时的情况还是很曲折吧？”

张（沉默片刻）：“假如作为一个故事来讲，我想情节算不上曲折吧。但是对于那时的我，健康和爱情，几乎是生活的全部，一瞬间被完全摧毁了。”

志：“我能够尝试着去理解您当时的痛苦，我们也遇到过类似的悲剧，如果可以的话，您能不能讲讲您是怎么挺过来的，因为这对于后来者非常重要。”

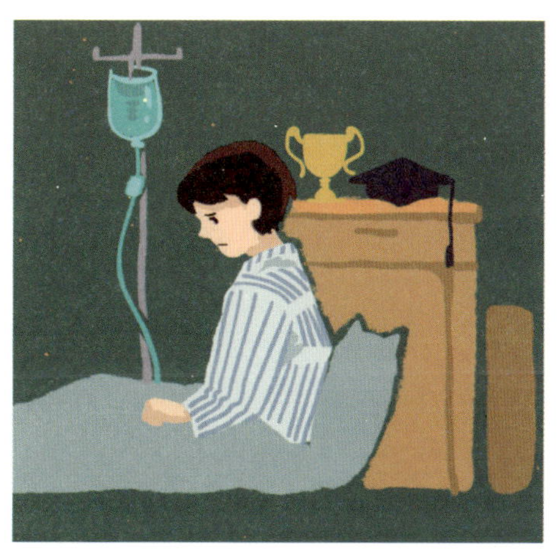

张："您说的对，感染者的悲剧其实很多具有一定的同质性，在知道自己感染那一刻的绝望和无助，应该都是一样的。1998 年的时候，对艾滋病更是恐惧，虽然鸡尾酒疗法已经发明了，但那时候艾滋病还等于是癌症。那时是真害怕，觉得命运对自己不公平，都说善有善报，我也没做什么坏事啊！头半年是怎么挺过来的，我都不知道，想自杀想了很多次，我想如果没有我的家人和朋友，我肯定已经不在了。是他们的理解和支持，帮我重新找回对生命的信心。"

志：“您能说得具体点吗？家人和朋友是怎么帮助您的？”

张：“概括来说，就是理解、鼓励与陪伴。那时没有网络，去美国的签证也不是说办就能办，我父母就天天打电话，那半年的电话费，我估计买机票都可以飞好几个来回了。还有就是朋友，有几个走得很近的朋友，他们第一时间就知道了，毕竟圈子小，没什么秘密。但他们没嫌弃我，特别是刚开始那段时间，他们怕我想不开，轮流守着我。有这样的家人和朋友，我其实是很幸运的。”

志：“我注意到您是 2004 年才回国，是因为治疗方面的原因吗？”

张：“主要是这个原因，那时候国内治疗比较麻烦。另外一个原因是，我也想完成我的学业。”

志：“那您回国后，是在疾控接受治疗么？”

张：“是的，刚好也是在 2004 年，我们国家开始实施‘四免一关怀’，国内治疗也很方便了。”

志：“您觉得艾滋病治疗最关键的是什么？”

张：“从治疗上来讲的话，就是坚持，要定时定量服药，也要注意日常饮食，坚持适量运动，不碰烟酒，不熬夜，等等。

其实艾滋病的治疗方案现在已经很成熟，只要早发现、早治疗，坚持治疗，一般可以获得和正常人同样的生存时间和生存质量。

如果说‘使用安全套预防艾滋病’是生命给我们的第一次机会，‘及时检测、积极治疗’就是生命给我们的第二次机会。”

家人、朋友、社会都需要对患者有正确的认知

志：“我注意到您刚才强调了从治疗上来讲，您的意思是不是除了治疗，还有更重要的方面？”

张：“对，最重要的，是正确的认知！”

志：“您能具体讲一下，怎样才算是正确的认知吗？”

张：“正确的认知包括几个方面：

首先当然是感染者对疾病的认知，这个主要是指科学认知疾病，就是前面讲的科学治疗；

其次，是家人和朋友对感染者和艾滋病的认知，这一点其实比治疗更为重要，家人和朋友的理解、支持、关心，甚至宽容，才是感染者接受治疗的动力。一个感染者选择怎样面对生活，很大程度上取决于身边的人和环境；

最后，再大一点，是整个社会对这个事情的认知，如何避免偏见和歧视。”

志："前面两个都比较好理解。从社会角度而言，现在的最大问题是什么？怎样才是正确的认知？"

张："最大的问题就是无知，无知导致误解，误解产生歧视。无知就是对艾滋病的防治知识缺乏，觉得这个离自己很远；而一旦自己或者是身边出现病例，又因为恐惧而产生排斥。有的人是觉得感染者都不是好东西，自作自受，其实有很大一部分感染者都只是受害者。而且，我觉得，即使有错，感染本身就已经是最大的惩罚，不应该承受更多。还有些人觉得要远离感染者，免得自己被感染，这个就纯粹是无知，越来越多的人知道，一般生活接触，是不会传播艾滋的。不过，从全民恐艾，到只把艾滋当做一种疾病，需要一个过程，也需要更多的宣传。这就是我们现在所做的这些事情的意义。"

志："前面也提到过，作为一个感染者，站出来需要面临的压力，您能结合您自己的经历，给我们分享一下应该如何面对吗？"

张："感染者其实就和同性恋一样，你不说，其实别人也不知道，因为你的生活对别人没有影响。你一旦说了，那就不得了，各种压力就来了。我刚回国的时候，也没说，只有家人和前面提到的那几个朋友知道，而且他们都在国外。我决定站出来的时候，其实是做好了没有工作的准备的。因为我觉得这个事情（指防艾宣传）比工作更有意义。家里人很支持我。前几年的收入还好，只维持基本生活的话，我觉得也够了。当时我就写了一封辞职信，信中公开了我是感染者的事实，当时公司很快就传开了，同事们看我的眼光也有些异样。但是我没有想到的是，公司没有同意我的辞呈，老总找我谈了话，他说我人品很好，而且，不用再担心我会跳槽（笑）。很多同事在消化这件事后，还是一样能够接受我，这让我无比感动。我觉得现在社会对艾滋的看法还是在朝好的方面变化和发展。”

志：“其实您的公司和领导挺伟大的，在歧视还是很普遍的环境下，能够做到这点，真不容易。可能也是基于他们对您的了解和感情。”

张：“对，所以说爱很重要。各种爱，才是治疗艾滋的最好的药。没有爱，有再好的药都没用。感谢他们！”

志："谢谢您的分享！正如您所说，爱才是治疗艾滋最好的药！让我们携手，在爱的路上并肩同行。再次感谢您！祝愿您一切安好！谢谢！"

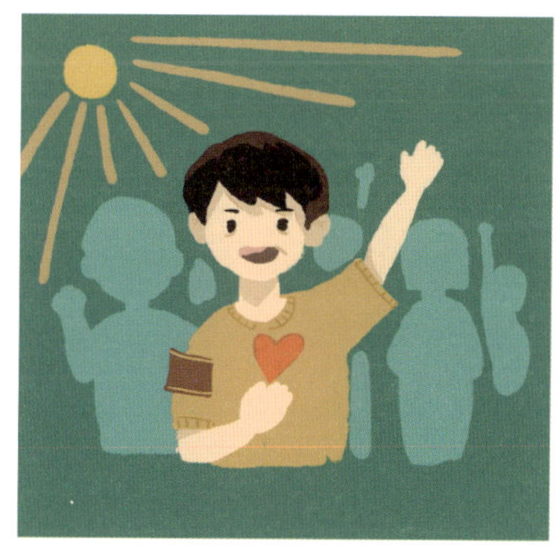

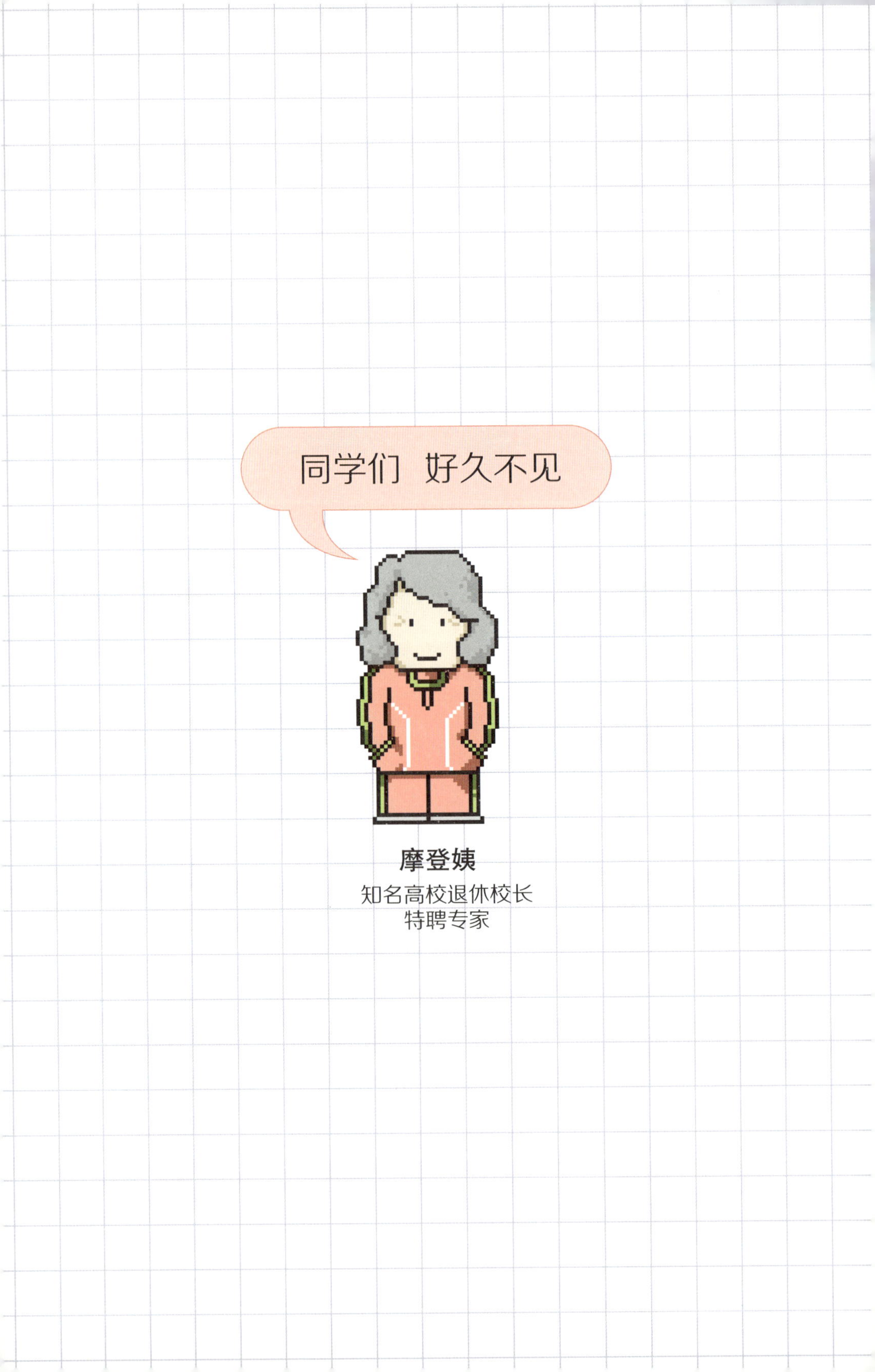
同学们 好久不见
摩登姨
知名高校退休校长
特聘专家

STORY

13

【技能篇】

场景再现

你会戴套吗?

科学防艾技能全攻略

错误使用安全套的两个案例

于老师在一所高校从事性健康教育工作，平时还负责一个性教育公众号的运营，最近于老师得知了几个案例。

第一个案例：学校一对大学生情侣，在发生性关系后发现女生怀孕了。后来仔细了解，才知道男方射精后撤出太迟，是在阴茎完全疲软后才撤出。没有及时撤出，安全套就脱落在阴道里，导致怀孕。

第二个案例：一个大学男生，和男网友发生关系，当时虽然戴了套，但是他们却拿食用油做润滑剂，要知道安全套的主要成分（乳胶）一遇到油脂类物质就会发生降解，只有用水基润滑剂才不会降解，结果油脂导致安全套破裂，男生感染 HIV。

那对异性恋情侣因为看过于老师的科普文章，便来咨询。于老师告知他们堕胎的危害，由于现在学校里早已允许情侣怀孕生子，这对年轻人也是在父母都知情的情况下交往的，听了于老师的建议，他们决定把孩子生下来。

但那个男生的感染却已经无法逆转。

于老师觉得，这两个事件背后的问题都不是小事情，就在公众号写了两篇文章。

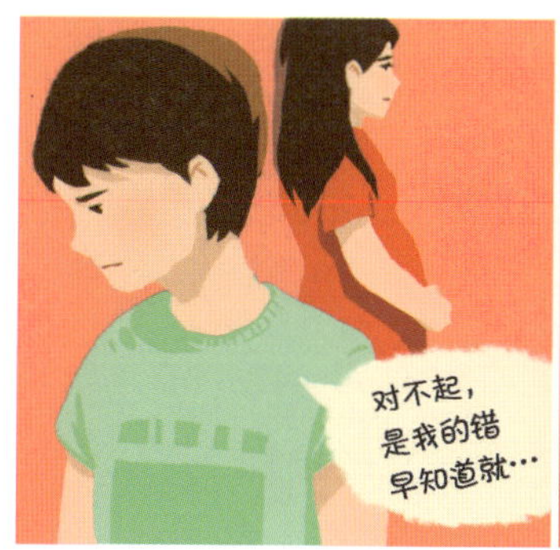

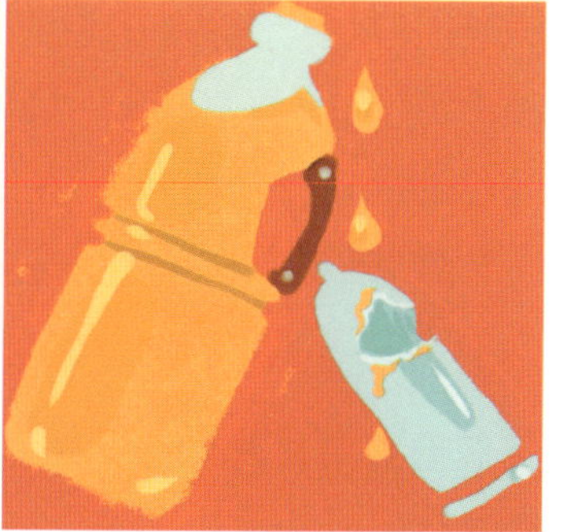

安全套使用的 15 种常见错误方法

No.1　戴套太晚

很多人在实质性爱开始后才开始使用安全套，这是错误的行为。事实上，在前戏时就应该将安全套戴好，防止亲热时性器官有密切接触。

No.2　性交结束前过早摘套

13.6% ～ 44.7% 的使用者在性交完全结束前，就急匆匆把安全套摘掉了，摘掉安全套后的接触，可能引起受孕或传播疾病。

No.3　将安全套过早展开

提前展开卷起的套套，可能会损坏安全套，还可能影响正确佩戴。

No.4 未给精液留下足够空间

有 24.3% ～ 45.7% 的人说，他们遇到过安全套没有储精囊或者储精囊空间不够的情况，这很容易使安全套破裂，引起怀孕。

No.5 未把安全套前端空气排空

几乎一半的人在使用时没有排掉顶端空气的习惯，最终导致安全套破裂。正确的做法是用手指轻轻一捏，除掉里面的空气。

No.6 搞错正反面

近 30.4% 的人会把安全套的正反面搞错，结果是佩戴者不舒服，性爱时容易滑落。

No.7 未将安全套充分展开

有的人只将安全套展开一半，套住半个阴茎就开始性爱。这种举动十分危险，容易染病。

No.8 用尖锐物打开安全套包装

不能使用小刀、牙齿一类的物品撕开外包装，这会导致乳胶破裂，出现缝隙。

No.9　使用前不看生产日期和质量

在使用安全套之前，一定要检查安全套，包括是否在保质期内，是不是劣质安全套等。

No.10　不使用润滑剂

近 25.8% 的人在没有体液润滑的情况下也不使用润滑剂，从而增加了安全套破裂的危险。

No.11　用错了润滑剂

安全套只能使用水基润滑剂。使用油性润滑剂会使乳胶降解，凡士林、液体石蜡、食用油等均可在短时间内导致安全套的破裂。

No.12　阴茎撤出时间不当

约 31% 的人承认撤出太迟。阴茎完全疲软后才撤出，安全套容易脱落在阴道内。所以完事后，应在疲软前以手指按住安全套底部一起抽出。

No.13 重复使用

重复使用一次性安全套，是完全失去保护意义的高危行为。

No.14 错误存放

错误的贮存方式会导致安全套破损，例如高温环境、阳光直晒、装在贴身衣袋里，或是接触酸、碱、油的环境，都会降低安全套寿命，这样的安全套即使在保质期内也不应再使用。

No.15 安全套破裂滑脱后不采取急救措施

安全套如在使用中发现破裂或滑脱，只更换安全套仍是不安全的，应该立刻停止性交，使用消毒剂清洗生殖器，并寻求正规医院感染科医生的帮助。

对于传染性极高的性病，安全套也无法防护，所以选择对彼此忠贞的伴侣是最好的。

14 种你必须避免的错误避孕方法

意外怀孕会给人们带来困扰，在性生活中采取避孕措施是关键。

现代人可以选择的避孕方法众多，可由于人们的“性无知”，依然有人在采取错误的方式避孕。

关于错误的避孕方式你了解多少？重则要命，轻则分手离婚，还不赶紧看！

错误 01　第一次进行“性福运动”女孩不可能怀孕

回答：错！第一次性行为完全有可能导致怀孕，同学们长点心吧！

错误 02　还没有开始月经来潮的女孩是不会怀孕的

回答：错！处在发育期的女孩，可能在初潮前就开始排卵。

错误 03　女性月经期内不可能怀孕

回答：错！月经期不代表卵子就不会出现！有的女性排卵没有规律。有的女性即使平常排卵有规律，而当她们的情绪、生活环境和身体情况发生较大变化时，其排卵也会失去原有的规律。因此，用女性月经期、安全期避孕并不安全。

错误 04　男性多次射精后，其精子数将降低至无法导致怀孕

回答：错！制造精子是男性最原始的本能，精子的数量不是按天按次分配的，就算他一天射了 10 次，第 11 次给了你，你也一样可能会中招怀孕。

错误 05　如果女性在事后上下跳跃，可以避免怀孕

回答：错！你就算是上下跳跃着进行“性福运动”（谁能做到？），或者是在事后 360 度旋转跳跃，你也一样有可能怀孕。无论你处于何种体位，精子在射精后 90 秒就会到达子宫入口，你快得过它？

错误 06　“性福运动”前女性洗热水澡可以避免怀孕

回答：错！洗澡和避孕完全没有关系。

错误 07　女性只有在达到高潮时才会怀孕

回答：错！这个世界上怀孕的妇女千千万，但她们当中没有体会过性高潮的也同样不可计数。怀孕是生育能力，除非你被诊断为没有生育能力，否则不管高潮与否你都有可能怀孕。

错误 08　男性不完全的插入不会导致女性怀孕

回答：错！精子的顽强程度超乎你的想象。就算你

人为偷懒，精子一样会自己长途跋涉找到卵子，生根发芽。

错误 09 性交后用水、皂液、可乐等液体冲洗，能够避免怀孕

回答：错！你当自己是汽水瓶子吗？刷刷还能装东西啊。你这样折磨自己，结果只能是引起自身感染！避孕？绝不可能！

错误 10 “性福运动”后，如果女性马上排尿就不会怀孕

回答：错！人体有很多道，尿道和阴道，那可不是一条道！

错误 11 用体外射精的方法避孕

回答：错，要知道，男方在进行体外射精之前，就已经有少量精液随着其前列腺液流入了女方阴道。其次，男方在进行体外射精时，若动作过慢，也会使部分精液射入女方的阴道。这都会导致怀孕。

另外，长期采用此种方法避孕，还易使男女双方因同房时过于紧张，而导致神经衰弱、性欲减退等。

错误 12　更年期的妇女自身就能避孕

回答：错！有些更年期的妇女天真地以为，自己上了年纪，不能再怀孕了，所以，处在更年期就不会怀孕。事实上，处在更年期的妇女有月经紊乱的情况，但她们仍有不规则排卵情况的发生。所以处在更年期的妇女如果不避孕，仍有老来得子的可能。

错误 13　哺乳期的女性不会怀孕

回答：错！有人认为哺乳期的女性不来月经就不排卵，也就不会怀孕。这种认识是错误的。哺乳期的女性即使不来月经，也可能恢复排卵。如果此期间不避孕，则极易造成女方“暗怀”。因此，哺乳期的女性也应该避孕。

错误 14　可以用堕胎的方法避孕

回答：错得一塌糊涂！这种认识，不仅错误，而且残忍，是对生命不负责任的表现。

女性堕胎，不但会引发盆腔炎、子宫内膜异位症、习惯性流产、终生不孕、过早衰老等多种并发症，操作不当，还可能严重损伤子宫导致大出血；而中远期对女性及其伴侣、家庭的心理伤害更是难以言喻；远期引发宫颈癌、子宫癌、乳腺癌的几率也相对来说更大。

同学们 我往下讲

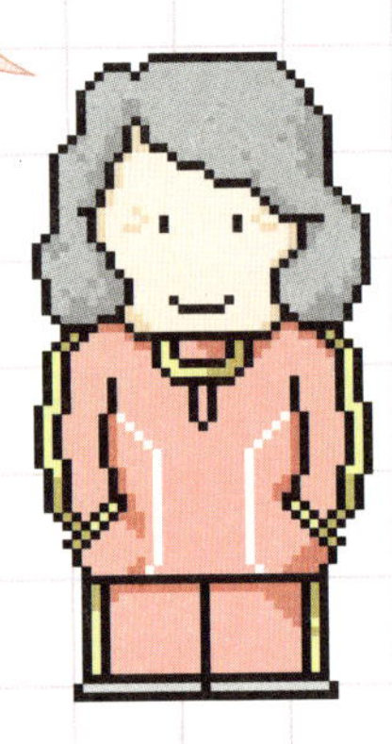

摩登姨

知名高校退休校长
特聘专家

STORY

14

【性病篇】

场 景 再 现

原本如此接近幸福

戴套确实可以预防艾滋病，但是对于有的性病，安全套却无法阻隔。比如淋病、梅毒、尖锐湿疣等等，就是戴套也阻挡不了的。

有的性病安全套却无法阻隔

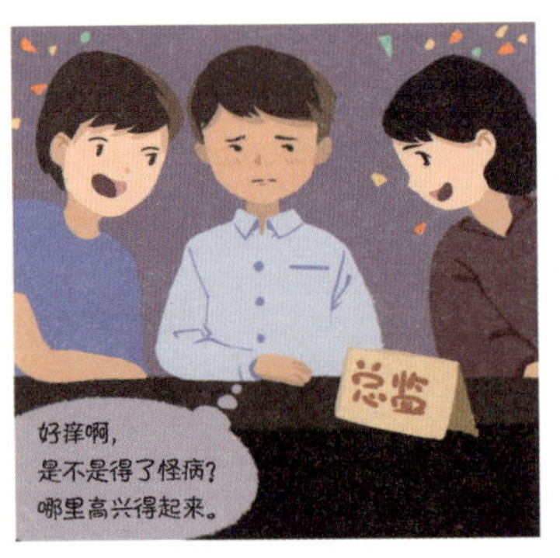

小杰最近像是开了挂，先是被公司提拔为部门总监，然后苦恋三年的小萌留学回国。这次回来，小萌不但宣布单身，还主动找小杰陪她看电影吃饭。

好事当前，小杰却高兴不起来，同事都在起哄让小杰请客，小杰只能赔着笑答应。大家稍不注意，小杰的手，就伸到电脑桌下狂挠下体，有时实在扛不住，只能到厕所隔间挠个痛快，结果却越挠越痒。

这个问题，已经困扰小杰几周，现在越来越难受，才决定在某正规医院皮肤性病科挂了号。

检查结果出来，接诊小杰的谢医生说：“小伙子，你得的是淋病。”

小杰纳闷：“无端端的，怎么会得淋病？”

医生说：“淋病基本都是性传播，你好好想想，有没有和陌生人发生过性关系？或者你有固定对象，对象传染给你也有可能。”

小杰告诉谢医生：“去年约过一个女孩，但那次是全程戴套，而且女孩看起来也不像有病。”

谢医生说：“戴套确实可以预防艾滋病，但是对于有的性病，安全套却无法阻隔。比如淋病、梅毒、尖锐湿疣等等，因为这些病的发病部位包括安全套无法覆盖的地方，所以戴套也有可能阻挡不了。而且性病早期，也无法凭外观判断。所以要想不得病，第一要做到戴套，第二要做到杜绝多个性伴侣，不和陌生人发生性行为。”

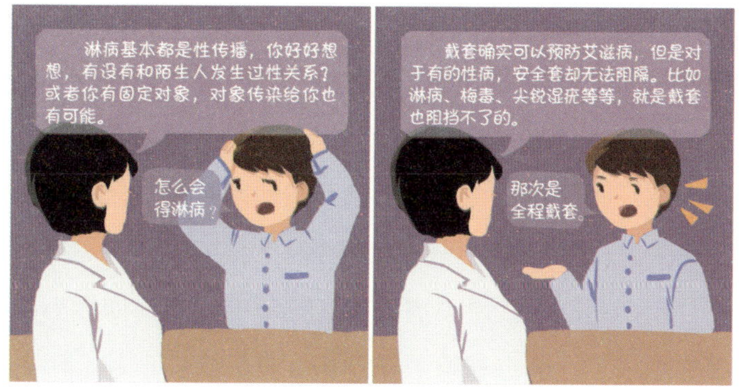

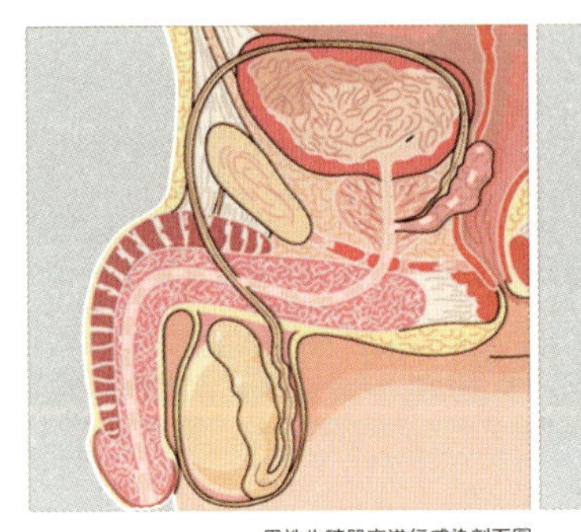
男性生殖器官逆行感染剖面图

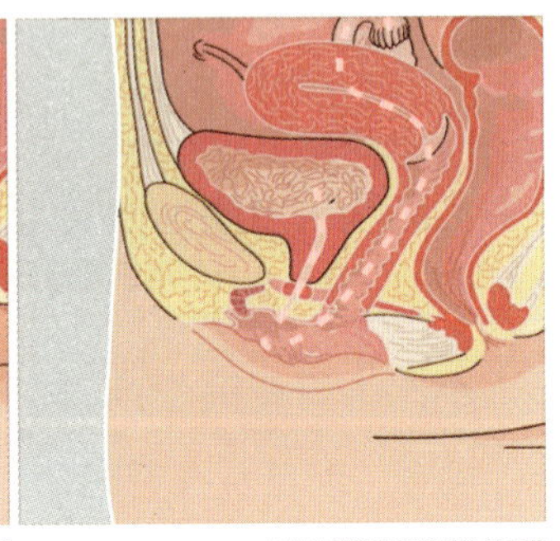
女性生殖器官逆行感染剖面图

小杰很担忧："淋病能彻底治好吗？"

谢医生："必须足够的治疗量才能治好，幸好你及时来检测了，要是拖久了，造成逆行感染，那就麻烦了。"

小杰："什么叫逆行感染？"

谢医生："就是淋病通过尿道口，向上逆行感染，可能感染到人的前列腺、睾丸。一旦感染到这些地方，人的生育都会受影响。女人也是一样，逆行感染到输卵管和子宫，可能会引起不孕。现在你一定要配合治疗，还有，这期间不要发生性关系，不然会传染给别人。"

离开医院，小杰掏出手机习惯性地看微信，小萌又发来语音，约小杰晚上一起看电影。

和小萌约会，是小杰渴望了三年的梦想，如今小萌真的回来了，小杰却染上了淋病。有机会在一起，两个人之间却多了一道不可说的屏障。

现在每次接到小萌的邀约，小杰都又开心又煎熬，开心的是小萌对自己有意思，煎熬的是，不但要瞒着小萌，连手都不敢牵，还得时时找机会单独挠痒。

两个单身男女看电影吃饭，本该是进一步发展的好机会，小杰却看在眼里，憋在心里，有福不能享，有苦不能说。

临走时谢医生叮嘱："你不要相信外面非正规医院夸张的性病广告，不然会上当受骗。"

谢医生的话不是危言耸听，据报道：此前，某三甲医院接诊了一个男性支原体感染者，叫小彬。小伙子来正规医院治疗之前，已经在另一家非正规医院悄悄地治疗了半年，只因为害怕去正规医院碰到熟人。没想到耗时半年，花费 3 万多，病情不但没见好转，还越来越严重，出现了尿频尿急、排尿疼痛等新的症状。

万般无奈下，他才来到正规医院接受治疗，医生根据小彬的病情告诉他，其实半年前，小彬的支原体感染，如无临床症状是可以暂不治的，即便治疗，整体费用也不超过 150 元。

由于讳疾忌医，小彬不但多支付了200倍的医药费，还延误了自己的病情。

小彬的遭遇并非个例，就以梅毒为例，这种疾病虽然可以治愈，但关于它的检测数据会终身呈现阳性。而资质不全的黑诊所正好利用了多数患者不了解这个医学常识的弱点，向一些病情不太严重或已痊愈的患者持续推销药物，将医疗费用翻出了几百倍。

虽然除了艾滋病以外，常见的性病都可以治愈，但如果因为轻视或在非正规医院就诊，一旦延误了病情，不但影响生活工作，还会危及生命。

有的性病拖到晚期，不但难根治，还容易经常复发。人的免疫力一下降，性病就会复发，发病时感染者长期处在剧痛和瘙痒难忍的状态中。当病情不断蔓延，已经不仅仅是皮肤上的症状了，整个免疫系统都会被破坏，人的正常生活、学习、工作、恋爱，统统被影响。

感染后，小杰每天都在关注淋病的信息。最近一则新闻，让小杰再度惶惶不安。不久前，世界卫生组织（WHO）发布了一份有关淋病治疗的新指导方针，反映了淋病将面临无药可治的现状。

“据估计，全球每年约 7800 万人感染淋病。如果未经治疗，这种细菌会损害生殖器、直肠和喉咙，并可能造成不孕和感染大脑或心脏，危及性命。

原有治疗淋病的抗生素，正变得越来越没有作用。这是 WHO 首次在没有给出可供选择的标准药物的情况下提出意见，表示又一个由细菌感染的传染病，即将面临无药可治的窘境。”

对着小萌的微信对话框，小杰呆了好久，迟迟开不了口，原本如此接近幸福……

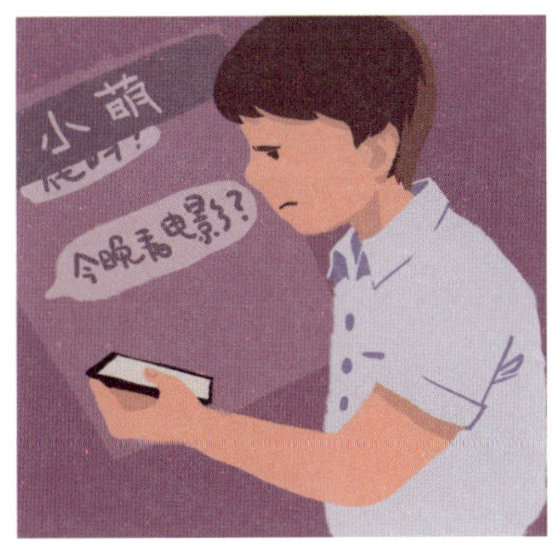

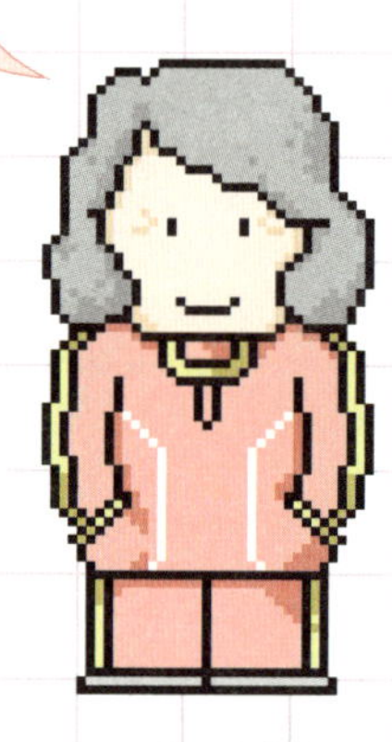

摩登姨

知名高校退休校长
特聘专家

STORY

15

【朋友篇】

场 景 再 现

一手好牌，却被你打烂了

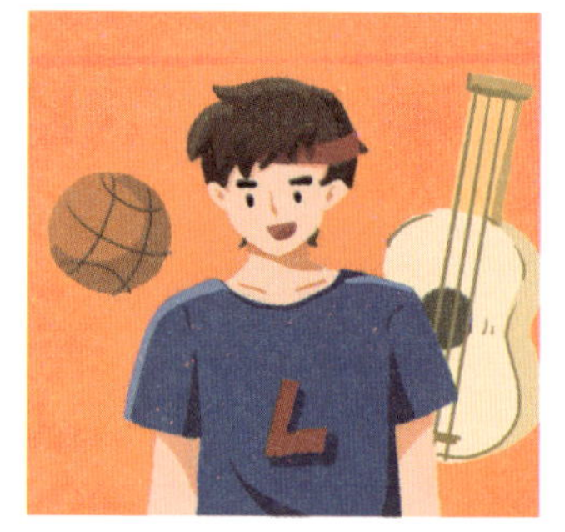

我承认，我是羡慕L的，在两周以前。

大学四年，我和L一个宿舍，我们有很多共同的爱好，篮球、摄影、吉他。

只是这是个看脸的时代，身高样貌都远超我的L，走到哪里总是能吸引女生的目光，我就常常扮演传话的那个、递礼物的那个……

我们一起去运动专卖店试衣服，我不敢和他站在同一个镜子面前，什么衣服在我身上都那样，在他身上，却光彩夺目。

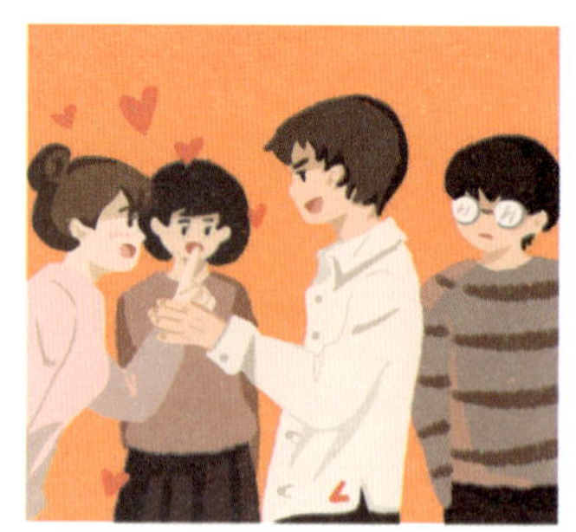

对着镜子看看自己，普通的样貌，普通的家庭……未来，只希望有个不要太糟

糕的命运。

我也曾经抱怨过老天不公平，有些人伸个手就能拥有的东西，有的人却要费尽心力去争取。

但是现实要去掉滤色镜、去掉想象、去掉妄想，才能看得清楚些。

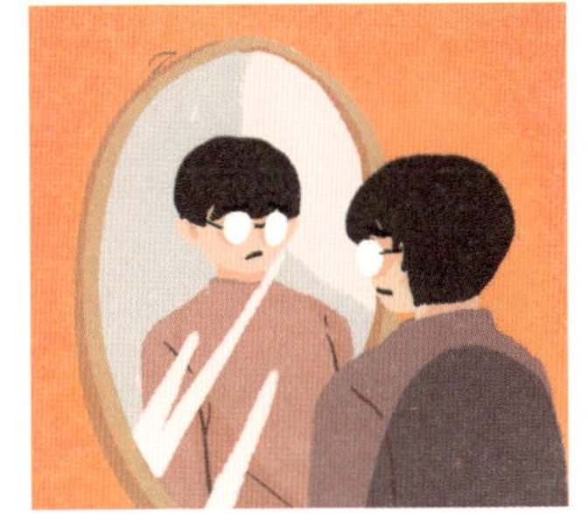

有段时间，L 像是变了个人，不吃饭、失眠，好不容易睡着又从噩梦中哭醒。

我以为他失恋，一开始问他什么他都不说。直到有一天，我说有什么还是说出来，哥们儿不能分担至少你说出来比憋着好。他哇地一声哭出来……那时我才知道他感染了 HIV。

当一件事情出现在印刷品上、电视上，你会觉得那是别人的事；

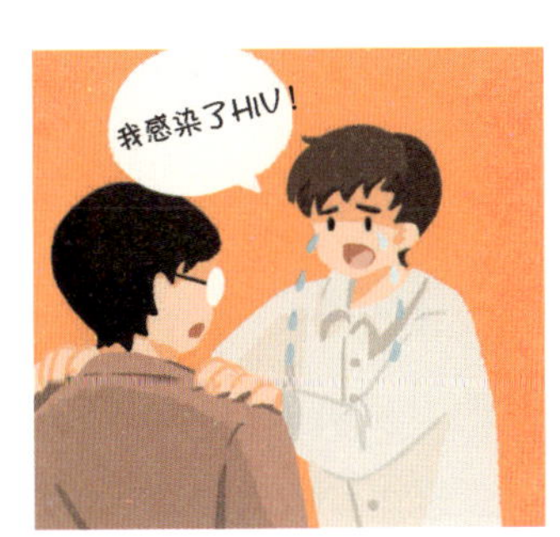

当这件事情出现在你身边人身上，你才会不寒而栗；

那出现在自己身上呢？

……

我都没法想象，知道检

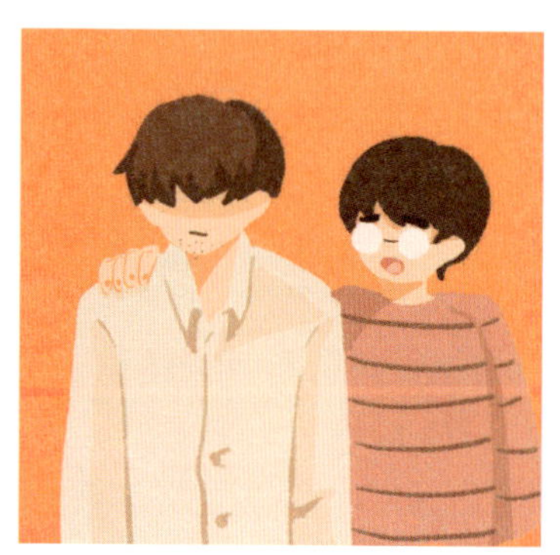

测结果后的这十几天 L 是怎么熬过来的。

他说，你要是觉得害怕，以后可以疏远我。

我也流泪，我怎么可能做这样的事？我只是不知道要怎么帮助你重新开始以后的生活，但如果你需要有人陪，我也义不容辞啊……

生命无常，我们在二十岁这年上了这一课。只是对 L 来说，付出的代价太大了，尤其是那种前后的落差感，从万千宠爱的自信到感觉失去一切的自卑……别人又怎么能体会呢？

我劝住他，不要再约，把感染的事情告诉那些女孩，让她们尽快去检测，还能有希望把握最好的时机接受治疗，这样，也可以减少心里的内疚。

面对，才是真正接受治疗的开始。

有时会想，那些女孩，如果知道他感染了，还会那么痴迷吗？

现在，对于 L 来说，健康，是别人伸个手就能拥有的东西，但他却要费尽心力去争取。

一手好牌，却被他打烂了。

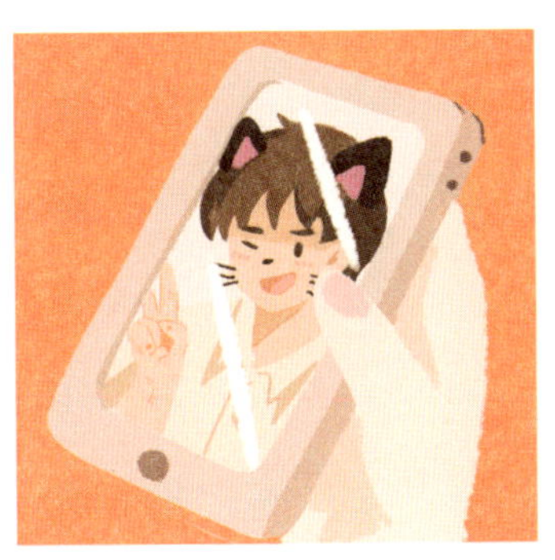

SEX
HEALTH
HANDBOOK

CHAPTER

3

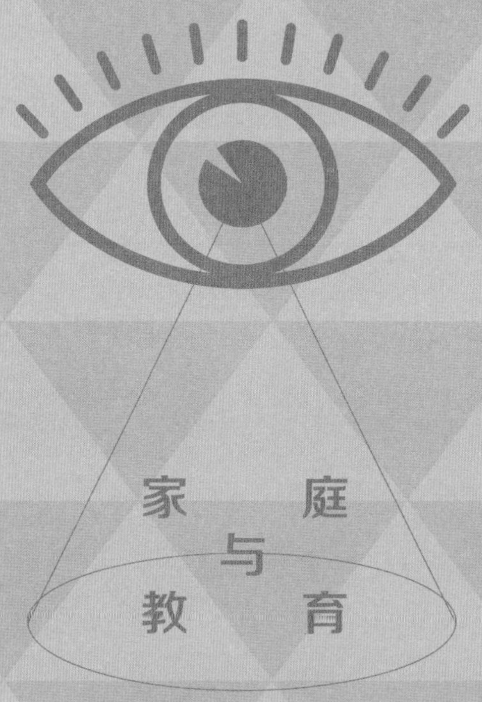

家庭与教育

家庭是教育第一主场

父母是孩子的第一任老师，家庭是孩子健康成长的摇篮。越来越多的研究证明，和谐的家庭、互相关爱和尊重的父母、更多的沟通与陪伴，对于孩子形成向上、乐观、有责任感的人生观、价值观有着非常重要的作用。

道理人人都懂，但遇到具体的情景，有的父母就可能无所适从，不知道应该怎么正确处理。为此，我们对家庭中可能遇到的一些棘手问题提出建议，希望能够为困扰中的父母提供一些帮助。

一、夫妻关系问题

1. 健康的夫妻关系

对于孩子而言，健康的夫妻关系是互相理解、互相尊重、互相爱护。经常吵架，特别是经常在孩子面前吵架，很可能会导致孩子缺乏安全感、性格孤僻、有暴力倾向、自私、缺乏责任感，甚至产生恐惧婚姻等一系列问题。

2. 婚外恋

在当今社会，婚外恋已经成为一种社会问题。父母婚外恋除了可能导致孩子性格上的缺陷以外，也有调查显示，会不同程度地影响孩子后天的性取向。因此，我们建议，如果父母有此类情况发生，以保护孩子的情感与成长为目的，请尽量屏蔽孩子私下处理。

3. 父母离异

一个家庭，如果把父亲比喻成左手，母亲比喻成右手，那孩子就是捧在手中的鸡蛋。左右手打架时，中间的鸡蛋受的伤害最大，两只手分开时（离婚），中间的鸡蛋可能直接摔到地上破碎。因此，父母离异对孩子造成的伤害无法估量！因此，我们呼吁父母们能够在彼此感情出现问题的时候，理智面对。为了孩子，请学会包容、忍耐、付出、换位思考……

二、离异家庭的教育问题

1. 宽容最重要

如果父母不得不选择离异，在孩子的教育中一定不能培养仇恨。不管你多么地恨对方，也不要在孩子面前有所表现。毕竟，他（她）还是孩子的父亲（母亲），孩子应该为父母感到骄傲、自豪，而不是仇恨或羞辱。

2. 单亲家庭的性教育

性教育对于所有的孩子都非常重要。虽然有时候，单亲妈妈对于儿子或者单亲爸爸对于女儿的性教育比较尴尬，但也应该通过其他多种方式对孩子进行性教育，比如正规途径的视频或书籍，比如参加学校组织的专业培训等。

3. 学会适时放手

很多离异家庭的父母，会因为缺乏安全感或者感情替代等原因，过分地依赖、控制自己的孩子。这种“过度保护”行为，会对孩子造成严重困扰。因此，离异家庭对孩子独立性的培养更为重要，该放手时就要学会放手。

三、教育缺失问题

1. 性别教育的误区

关于性别教育有许多争论，大体分为两派，一派倡导男孩应该培养男性气质，一派认为不必刻意培养和强调，男孩柔弱一点也没什么。其实，男孩是否柔弱和女孩是否很“MAN”并不是重点。男子汉并不是指暴力、专横和不顾及他人的感受，肆意伤害别人；女孩子也不是毫无主见、只懂依赖他人。性别教育也应该聚焦在勇敢、独立、担当、善良、换位思考、保护他人等共许的人格品质上。无论男女，如果具备以上的品质，都将有很好的成长，并会更具有幸福感。

2. 缺席的中国父亲

爸爸去哪儿了有什么关系？社会给当代男性的性别定义，往往更加倾向于养家糊口、在外打拼。因此，爸爸们由于忙于事业、应酬等社会事务而缺席家庭教育。甚至许多母亲也认为，教育孩子是妈妈才能行使的权利，爸爸们什么都说不好，不能瞎掺和。越来越多的证据显示，缺乏父亲教育的孩子更加懦弱、优柔，身体素质差，孩子常常因为爱的匮乏，丧失勇气和安全感，这和缺失母亲教育一样混乱而容易误入歧途。另外，除了在成长路上常常产生受挫感，缺乏父亲教育也会在情感的认定和归属上异常艰难，甚至很多人一生都不能确认自己，潦草而惨淡地辜负了自己，辜负了生命。

3. 父亲应当怎样开展家庭教育

父亲要主动参与孩子的教育，不管做不做得好，都要参与。更多的陪伴，就是父亲参与教育的最好方式。而母亲需要做的，除了不能剥夺父亲的教育权利以外，重要的是不要在孩子面前直接否定父亲的教育，反之亦然。

把握三件事・成就精彩人生

1. 不要沉迷手机与电脑

会废掉你

耽误你学习、恋爱、事业、玩耍

让你错过真正精彩的人生

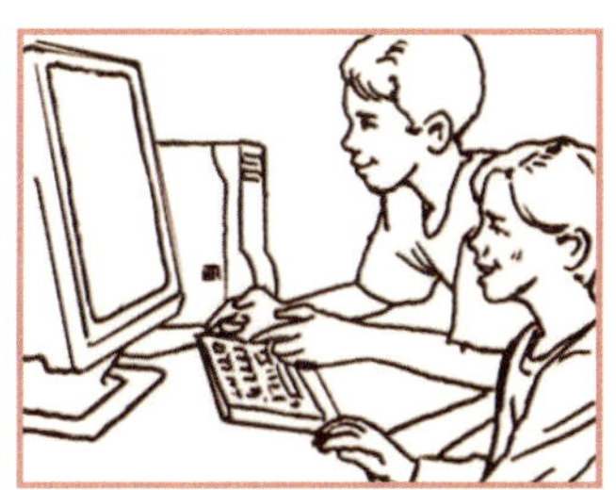

2. 培养好的习惯

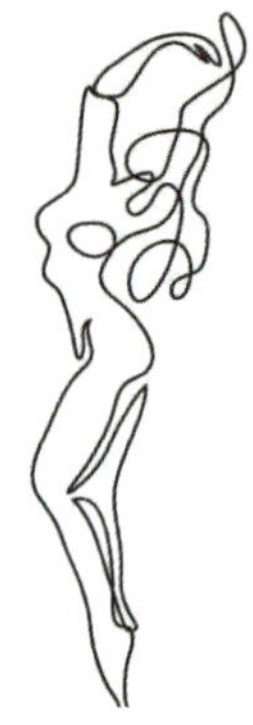

让好习惯代替坏习惯

篮球足球跑步游泳

唱歌吉他画画演讲

总有一样适合你

不求多成功

只求体验投入一件事的乐趣

只求挖掘自己潜能

3. 雁群效应：孤雁难飞

走出孤独

培养人际交往能力

让他律帮助你自律

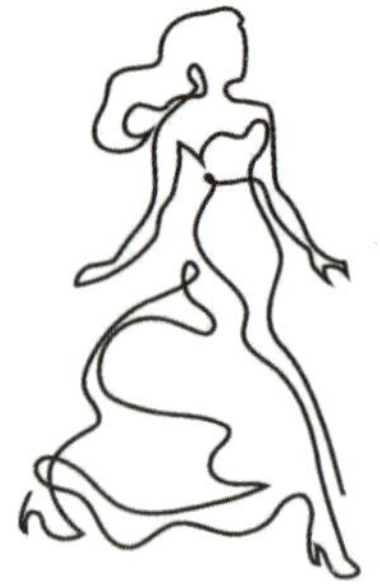